発達障害の女の子のお母さんが、早めに知っておきたい「47のルール」

藤原 美保

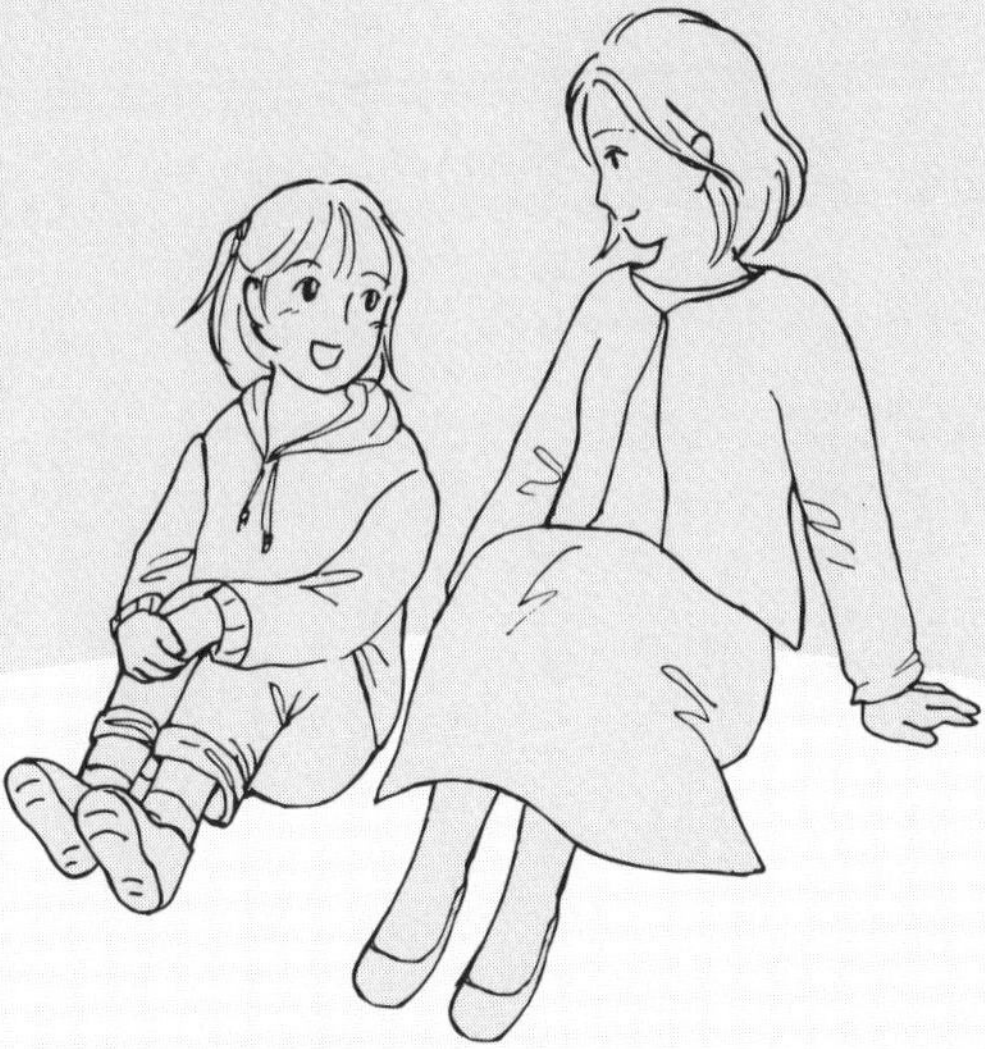

エッセンシャル出版社

はじめに

「これは個性なの？　それとも障害なの？」

子どもの発達障害の場合、ひと目見てそれとわかるわけではないことが多く、個性なのか障害なのか、一体どこで線を引いたらよいのか……という保護者が少なくありません。支援者も学校の先生も周囲の人たちも同じで、非常に判断を下しづらいお子さんがたくさんいることは事実です。

障害と個性を比較することは難しいのです。ひとつの理由として、「環境によって左右される側面がある」ことが挙げられます。

たとえば、片腕のない人は今の社会では「身体障害者」になります。でも、世界中の誰もが同じように片腕がないとしたら、それが「定型」になるため、その人は身体障害者にはなりません。本人の状態は変わらないのに、まわりの環境が変わることによって扱われ方が変わってくる。つまり、「定型」といわれる大勢の人と比べて「不自由だろう」という見方が成立する場合に「障害者」と見なされるわけです。しかし、片腕を欠損していることはその人の個性を構成している要素の一部分でしかありません。

私たちは誰にでも、多かれ少なかれ凸凹《でこぼこ》があります。足が速い子もいれば遅い子もいるし、絵を描くのが好きな子もいれば嫌いな子もいます。現代社会で生活する中で、「足が速くて走るのが得意」という凸の部分や、「足が遅くて走るのが苦手」という凹の部分が大きなウェイトを占めることはないでしょう。しかし、「コミュニケーションが苦手」という場合はどうでしょうか。それは社会生活において大きなリスクになってしまう可能性があります。そしてそれが、発達障害の子どもたちにとって避けて通ることのできない問題でもあるのです。

要するに、その人を形成している一部分、つまりその属性が社会生活において障害になるわけです。そして、「社会のサポートが必要」という線引きをしたときに、自分の凹《へこ》んだ部分をほかの能力で補うことができるのであれば「個性」、そうではなく他人の助けや自分の持っている能力以外のものでフォローが必要なら「障害」として、社会はわかりやすく括《くく》っている——そんなふうに私は考えています。

発達障害、男女の違い

私は、名古屋市内で発達障害を持つ小学校1年生から高校3年生を対象とした放課後等デイサービスを運営しています。なかでも女の子にターゲットをしぼって療育に力を入れてきました。これまでに100組以上の女の子とその保護者を支援してきました。その中で気づいたことがあります。

一般的に発達障害は、「男の子が8割、女の子が2割」といわれています。男の子の場合は、その特徴が比較的表に出やすく、幼いうちに発達障害だとわかりやすいのです。周囲を巻き込むことも多く、暴れる走りまわるなど、迷惑行為としてわかりやすい形で見受けられるのです。

ところが、女の子の場合はおしゃべりが止まらずに仲間内で浮いている、逆におとなしすぎて目立たないなど、周囲を困らせるというよりは、本人が困っている傾向が強いのです。しかも周囲がその子の発達障害に気づかないケースも多く見受けられます。

発達障害児童には、男女ともに「不器用」という特性のある子が多く見受けられます。そして、男の子よりも女の子のほうが、社会では「器用さ」を求められます。女の子は普段から身だしなみや立ち居振る舞いについて、男の子よりも高いスキルを求められる傾向にあり、それは発達障害の女の子でも同じです。

こうしたスキルは、社会生活や家庭環境の中で、ある程度は自然と身についていくものだと思います。しかし、発達障害の女の子の場合は、自然には身につかないことが多く、トレーニングや練習が必要になります。

さらに、彼女たちは発達障害だとわからないまま、地域の学校などに所属している場合が少なくなく、思春期以降になると、誤学習の積み上げなどの影響などから、望まない妊娠や性の搾取《さくしゅ》などといった危険な状況に置かれる事例が少なくありません。

ところが、思春期前の学齢期のお子さんをお持ちの保護者や支援者の方の相談や悩みの多くが、じつは学校の勉強や成績についてなのです。周囲の人が性差の問題意識を持っていないことが、こうした状況を招くひとつの要因になっているのではないかということに私は気づきました。また、当事者も自分の身体を大切にすることを理解していないことや、ネット情報からの誤学習もとても大きな問題です。これらのことは、幼いうちから正しい情報を教えていけば回避できる部分があると思うのです。

日常生活を送る中で、発達障害の女の子が安心・安全に生きていくために、保護者や支援者が気をつけるべき点とは何か。また知識として理解しておいてほしいことは何かなど、私のこれまでの経験から学んだことを「47のルール」としてわかりやすくまとめたのが本書です。

保護者の方だけでなく、支援者や療育関係者、通所施設職員（児童発達支援事業所・放課後等デイサービス職員・就労移行支援・作業所）、教育関係者（特別支援）の方々にも、ぜひご一読いただき、日々の活動に生かしていただけたら嬉しく思います。

それでは、最後までお付き合いいただけると幸いです。

藤原美保

第4章 ◎ 選択肢が多いほどよい学校選び——健やかな生活を送るために

第5章 ◎ 女の子に必要な「学び」——思春期と性教育

ブックデザイン&イラストレーション　ナナグラフィックス

第1章

診断は支援のための第一歩

——医療機関・専門家との付き合い方

発達障害にとっての診断とは

「うちの子、ちょっと変わっているのかしら」

言葉が遅い、動きが不器用で粗野だ、じっとしていられない、話しかけても反応しない、といったことや、ハイハイをしないのに歩き始めた、指さししない、目線が合わない、歩く前にしゃべりだしたなど、わが子のこうした行動に対して疑問を持ったことをきっかけに、発達障害の専門家に相談されたり、意見を聞いたりしたことがあるのではないかと思います。あるいは、これからそうしようかと考えているところかもしれませんね。

発達障害の診断というのは、病気やケガなどの診断とは異なります。病院での診断では、発熱していたら「インフルエンザ」と診断されるかもしれないし、「ただの風邪です」といわれるかもしれませんが、その診断内容によって処方されるお薬が変わります。いずれにせよ、そこでは発熱の症状緩和《かんわ》と治癒《ちゆ》を目的としています。このように、病気やケガなどの診断では、最大の目的が「治癒」になるわけです。

しかし、発達障害の場合はそうではありません。残念ながら、現在の医療では治癒の可能性はありませんし、お薬はその子の障害特性を治すためのものとはなっていません。

そもそも、発達障害の「診断」というのは、その子が所属する社会から見た「評価」にあたるものです。定型発達の子どもと比較して、社会生活において配慮や支援が必要かどうかを見極めるためのものなのです。社会生活を送る上で、特別な配慮が必要な子どもたちが「発達障害」とカテゴライズされます。

つまり、発達障害というのは「病気」ではなく、社会生活におけるその子の「状態」といっていいでしょう。したがって、その子が所属する国や地域などの文化的な背景によって、診断に多少の差が出るというのは当然のことです。ただし、知的障害の判断は、実社会において一定の閾値《いきち》における基準にもとづく評価であることから、国やコミュニティが違ったとしても、それほど大きく異なるものではないと考えていいと思います。

診断を早めに受けるメリット

発達障害の子を育てるにあたり、その保護者や支援者に対してよくいわれるのが、「ほかの子と比べないで」という言葉です。それは確かにその通りではあるのですが、発達障害の診断というのは、そもそも「ほかの子との比較」（一定の閾値における基準）によってなされるものですから、比較するなといわれることに矛盾を感じます。

もし、診断を受けたにもかかわらず、社会生活においてどんな配慮や支援も得られないのであれば、あえて診断を受ける必要などないのかもしれません。しかし、実際には診断を受けなければ、必要な支援を受けることが難しいのです。

発達障害と診断されても、外見上は定型発達の子どもと変わらない場合が多く、そうした事情を知らない第三者から見ると、必要な配慮や支援をしているだけなのに、まるでその子を「贔屓《ひいき》」しているように見えてしまうかもしれません。あるいは、「変な人」扱いされる可能性もあります。そうした勘違いを避けるためにも、しっかりと診断を受けておき、「必要な支援を受けている」と周囲に理解を求めることは、親の精神的な負担の軽減にもなります。

■診断を受けるメリット
1. 社会生活において子どもへの配慮や支援が受けやすくなる
2. 保護者の行動が周囲から理解されやすい

では、診断の結果、お子さんの発達障害が疑われる場合には、どのように行動したらよいのでしょうか。お子さんが幼いうちなら、保健師や療育センターなどに相談することをお勧めします。発達障害と認められると、早い段階で支援や療育を受けることができるようになります。そのメリットはとても大きいです。

それに、支援が必要なお子さんは、その特性が早めにわかることで、本人も楽になるケースが多いのです。なにより、家族から理解されることがお子さんの発達によい影響を及ぼします。

「診断」とは、お子さんの状態を「あきらかにする」ことです。「子どもにとって何が必要か、何が大切か」を知り、親も「今どんなことをすべきか」を知るための第一歩が診断なのです。

次のステップは「早期療育」

早めに診断を受けることとは、お子さんが思春期に向けて成長していくのに対して、いろいろな策を講じるのに必要な時間を稼ぐことができるということでもあります。思春期を過ぎてしまうと、誤学習の積み上げや人格形成が進んでしまいます。結果、本人の障害受容に時間がかかり、社会生活において支援が必要だという自己理解が難しくなってしまうようです。

その上、もし家族がその子の障害に対してマイナスのイメージを持っているとしたら、そ

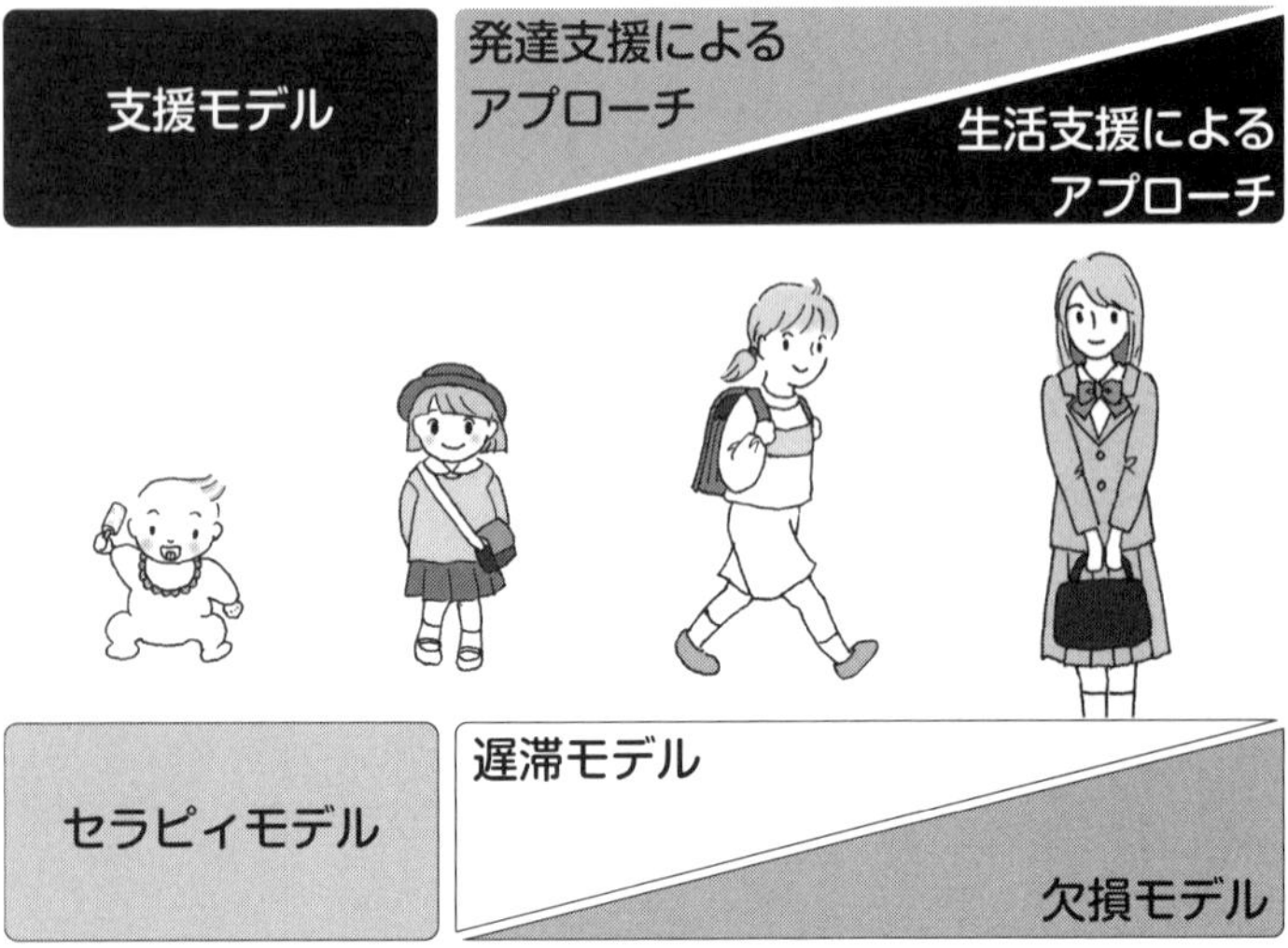

幼いうちは、「遅れ」に対して「発達を促す」ため、理学療法や言語療法、作業療法など医療機関を利用して支援を行う。年齢が上がるにつれ、「遅れ部分の発達を促す」より、「欠損している部分を補う」ための支援へと変えていく

の影響を受けることになります。そうなれば、本人が障害者であることを自ら認めることが難しくなり、支援を受けることも困難になってしまいます。その結果、社会適応にも時間がかかってしまうのです。そうならないためにも、診断は早い段階で受けておいたほうが得策ではないでしょうか。

発達障害と診断されたら、幼少時には、「遅滞部分」（遅れ）については「療育」によって発達を促し、子どもの認知活動を広げることに力を注ぎます。

しかし、「言語や社会性の発達に臨界期はない」といわれるものの、身長の伸びがある年齢を境に止まってしまうように、生物学的に年齢が上がるにつれて成長に伸び悩む部分が必ず出てきます。遅滞部分についても、本人の能力向上をめざすアプローチから、「欠損している部分を補う」ための人為的な、あるいは環境設定等による物理的な外部支援の方向へと考え方を切り替えていく必要があります。

脳の発達は、外から目で見て確かめることができません。どのように発達していくかも未知数です。したがって、幼いうちから「作業療法」や「理学療法」などの療育を行っている療育機関を利用して発達を促すことは有効です。そこでの一連の作業を通じて、「どの部分が未発達なのか」、「成長段階にあるのかないのか」、「あるいは修練不足なのか」を観察し、その子の状態に合った適切なアプローチをしていくことが求められます。

一般的に、年齢が上がるにしたがって社会生活における課題はどんどん複雑になり、能力の底上げを図れる幅が少なくなっていきます。幼いうちは情報を取り込む能力の部分を広げることをメインとし、成長後はトレーニングで社会適応力をつけることをめざします。その上で、「経験していないこと」、「情報の取り方に問題があること」、「自然には学べないこと」といった、生活を営む上で本人の力だけでは解決できない「欠損している部分」を、環境配慮や人為的サポートなどの支援によって補っていくのです。

ルール
1

発達障害の診断は幼いうちが得!

発達障害の子どもたちは、発達に「遅れる部分」、「自らは成長できない部分」、「普通に成長する部分」が混在する存在です。そのことを知っておいてください。

子どもの「感覚」を把握することが大切

発達障害の子どもを見るときには、定型発達の子どもの発達過程を知っておくことが大切です。なぜなら、発達障害の診断は、「社会生活における定型発達の子どもとの比較」だからです。しかし、保護者や学校の先生の中には、発達障害を疾患と同じように考え、ある意味わかりやすい「決まった症状」などで判断しようとする人が少なくありません。発達障害は「病気」ではなく、その子に対する「評価」にすぎないというのに……。

ピアジェの発達理論

スイスの心理学者ジャン・ピアジェによる発達理論は、定型発達の子どもの成長過程を見るときの指標とされています。わが子が発達障害であっても、発達の流れは変わりません。どうやって外の情報を取り入れて成長しているのか、発達が今どの段階にあるのかを捉えることができます。定型発達の成長過程を知っておくことは、子どもに対して今何をすべきか、どのような手入れができるかのベースになります。

感覚・運動期	0～2歳頃まで	反射行動・試行錯誤のくり返し（探索行動）
前操作期	2～7歳	象徴機能の獲得（言語獲得の原動力） 「アミニズム」（自己中心性） 他者の視点がわからない 心理テストのサリーとアンが理解できるのは4歳頃からといわれている 人形やほかのものにも命があると思い、話しかけたりする
具体的操作期	7～11歳	液量保存の法則が理解できる 可逆操作ができるようになる
形式的操作期	12歳以降	目の前にある具体的なものを何かに置き換えるのではなく、抽象的なことを扱えるようになる

ピアジェの発達理論より

ここで上の表にある「感覚・運動期」の話をします。この時期は、子どもの感覚の基礎が作られる大切な期間となります。人間が発達する最初の段階では、動くことによって外の世界のさまざまな刺激を感覚器官から受け取り、まわりの環境から情報を取り込もうとします。乳児期の子どもは、そうやって受け取った感覚情報をもとに、自分が住んでいる世界の情報を広げたり修正したりしながら、それらを積み上げていきます。

このときの感覚には個人差があるわけですが、それが大きく異なる場合には、受け取る情報自体も変わってきます。では、感覚のズレを持ったまま、情報を積み上げていくとどうなるでしょうか。左の図のように、下位の基礎部分

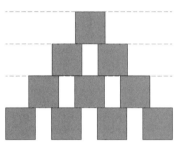

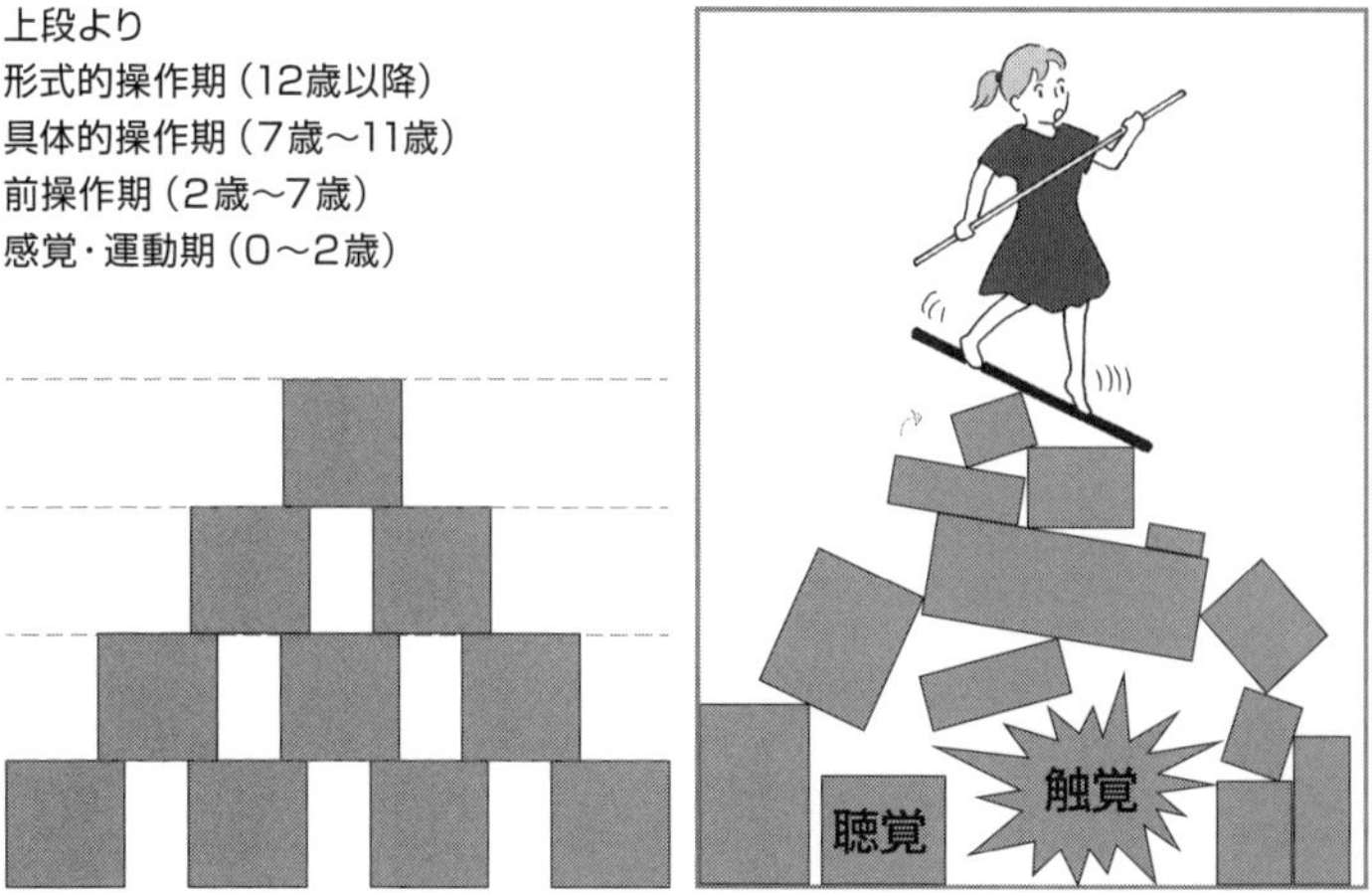

定型発達と発達障害に見られる感覚統合障害のイメージ

で情報の取り違えがあると、たとえその差が最初はわずかであっても、上位に行けば行くほど、また複雑になればなるほど、そのズレが大きくなり不安定になってしまうのです。

情報から理解への流れ

感覚期の子どもは、環境の中から具体的なものや刺激を情報として自分の中に取り入れ（同化）、その情報に対して自分の「枠組み」（シェマ）を作り上げていきます。その「シェマ」は、発達とともにブラッシュアップされていくため、正しい方向へと調整を行っていく必要があります（調節）。こうした同化と調節をくり返しながら理解を深めていきます。それをあらわすと、次のようになります。

感覚統合の発達過程と最終産物

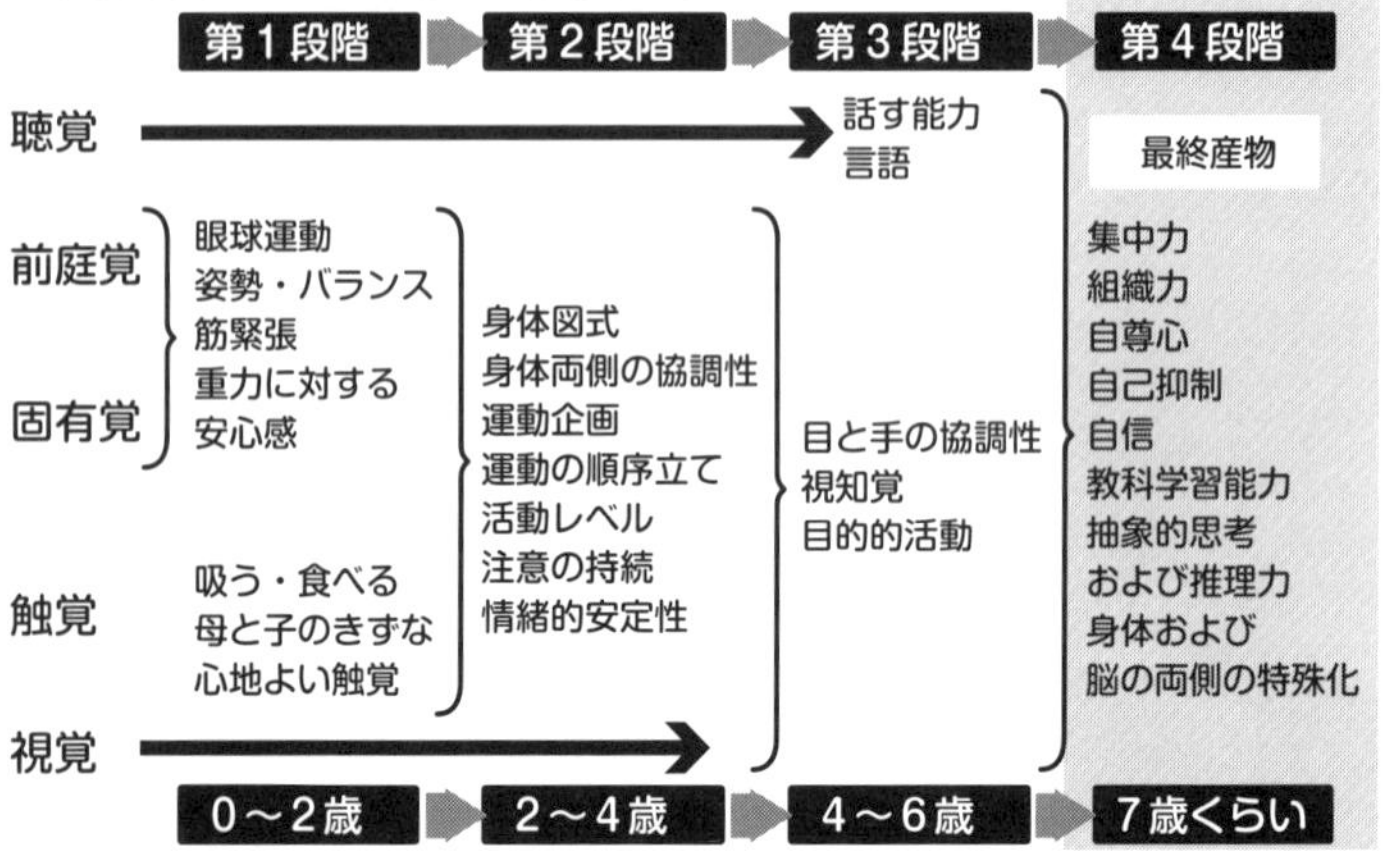

（Ayres J.Robbins J:Sensory integration and the Child.Western Psychological Services.1979 より改変引用）

●スズメやハトを見て「鳥には羽があり、空を飛ぶ」という枠（シェマ）ができる

●カラスを見て「鳥」と認識する（同化）

●ニワトリを見て「羽があっても飛べない鳥もいる」と認識する（調整）

●アヒルを見て「鳥」だと認識する（均衡化）

「均衡化」というのは、ひとつの情報に対して多面的に高次な操作ができるようになることを指します。このように、情報がプラスされるたびに枠組み（シェマ）が高度になり、それを自分の生活する環境に適応していくことで、人は情報を有機的に活用することができるようになるわけです。したがって、受け取る感覚に違い

があると、その枠組みの概念も変わってしまいます。そこで、子どもが今どの段階にあり、どの程度の感覚を持っているのかを知るための目安となるのが、前のページの表です。

もうひとつ例を挙げましょう。定型発達のAさんがりんごから受け取る情報と、感覚統合不全のBさんが受け取る情報には左の表のような差があるとします。すると、AさんとBさんの頭の中では「りんご」の情報がまったく違うものになることがわかります。

		Aさん	Bさん
視覚	形や色	丸い・赤い	いびつ・ムラがある
聴覚	噛んだときの音	シャリシャリ	耳障りな音
固有覚	噛み応え	しっかり噛む	歯に刺さる抵抗感
嗅覚	臭い	甘い匂い	酸っぱい匂い
味覚	味	甘い	苦い
触覚	触り心地、重さ	ツルツル	チクチク

こうなると、AさんとBさんがリンゴの情報を共有することは難しくなります。発達障害の場合、目に見えるものは比較的「同化」や「調整」がしやすいのですが、相手の「気持ち」など、目に見えない情報についてはそれがしにくいという特徴があるのです。この「感覚・運動期」に取得する情報が認知特性の基礎となるため、定型発達の子どもと同じように身体が発達しても、基礎部分のズレが影響して、共通認識を持つことが

難しくなってしまうわけです。

思考を伝達するためには、視覚や聴覚、触覚などの身体感覚から受け取る情報が「共通」している必要があります。つまり、思考の伝達は言葉自体ではなく、その下にある意識が共有できているかどうかによるのです。

この感覚期は、子どもにとって外部の世界を理解し意思の疎通を図るための情報の枠組みをたくさん作る時期でもあります。この時期、発達ＯＴ（作業療法士）が行っている感覚統合療法を行うことは、非常に効果的だといえるでしょう。

ルール2

感覚情報には違いがあることを理解する

医療機関を上手に活用するには

発達障害のお子さんの保護者は、子育ての大変さと周囲の目の厳しさもあり、「助けてほしい」といつも思っています。しかし、実際にはまだ発達障害についての社会的な理解度や認知度は低く、「助けて」と声を上げたところで助けてもらえないことのほうが多いのです。

そこで専門家に助けを求めるわけですが、「障害は病気ではなく、その子への社会からの評価」ということを理解しておかないと、「子どもがいうことを聞かない、自分の思い通りにならないとひっくり返って泣きわめく。どうしたらいいですか？」と、場当たり的な対処を医師に相談することになります。しかし、医師の仕事は病気の治療です。そのための診断と薬の処方ならできますが、発達障害そのものは治療対象ではありません。したがって期待には応えてもらうことができず、途方に暮れてしまうことになります。

子どもがいうことを聞かない、思い通りにならないとひっくり返って泣きわめく。これは「症状」ではなく「行動」です。行動には、すべて理由があります。なぜいうことを聞かないのか。なぜひっくり返って泣きわめくのか。その理由を知るためには、子どもの発達段階が今どこにあるのかを把握することが先決です。その上で、情報の取り方に問題があるのもしれないし（認知特性）、二次障害（周囲から理解されない「ストレス」などによって起きる精神疾患）に由来するのかもしれません。そうした状況を把握するためにも、子どもをきちんと観察して正しい情報を得ておく必要があります。

わが子の状態がわからなければ、どう助けてほしいのかを他者に伝えることもできませんし、まわりもどのように手を差し伸べたらよいのかがわかりません。そして、残念なことに多くの保護者が、病院の医師に相談すれば今のこの状態をよくしてくれる、わが子の認知特性を変えてくれると考えているのです。

もちろん、専門医であれば、お子さんが発達障害であることはわかると思います。しかし、診察は長くても20分、早ければ10分程度です。お子さんの日常生活を見ているわけでもありませんから、通り一遍の診察ではごく一般的なアドバイスしかしてもらえないのも当然ということになります。

では、お子さんの現状を把握できたとして、その上で医師に求めるものは何でしょう。それは「診断書」と「お薬の相談」です。

少し具体的に考えてみることにしましょう。たとえば、学校で自傷、他害行動がある子どもの場合、「接する人を代えたら落ちつくのか」「いる場所を変えたら落ちつくのか」「安心できるものがあれば落ちつくのか」といった点に注目します。さらに、そのうちのどれを子どもに合わせることが可能なのかを考えるのです。もしどれも変えられないのだとしたら、では学校に行かなくてもよいかを考える、家にいることを選択する場合には、そのために人を確保できるのかを考えます。

医師にはこうした状況を説明した上で、お薬でコントロールできる部分があるかどうかや、学校に合理的配慮を求める場合に必要な診断書などの相談をするのがいいのではないかと思います。

何を優先すべきかを考える

親はつい、子どものすべてをコントロールできると考えがちです。しかし、実際には「できること」と「できないこと」があるのだと心しておいたほうがよいでしょう。

発達障害の子どものいる保護者は、子どもに代わって選択しなければいけないことがたくさんあります。そのときに大切なのは、日常生活において優先すべきことは何かを普段から考えておくこと、無理なく可能な条件の中で選択していくことです。

親の中にはお薬の使用について、「子どもの身体に影響あるかも」と、使うことにためらう人も少なくないと思います。しかし、ここでも何を優先するかがポイントではないでしょうか。

お薬の影響を考慮すべきなのか、問題行動を抑えることが重要なのか。子ども自身の不安軽減や、保護者自身の精神の安定、家族の環境、社会や学校への影響など、考慮すべき点は多々あります。それらを総合的に判断し、どのリスクに対してバランスをとるかが重要です。

お薬は、子ども一人ひとりの状態に合わせて処方されるものです。医師は保護者から子どもの日常の様子を聞いて判断・調整していきます。最初の処方でピタッとお薬が合うことを期待するのではなく、分量などによってどの程度の効果があるのかをきちんと観察して記録し、結果について医師とやりとりを重ねて、最善の方向を探っていくことが大切です。時間がかかると心にとめておきましょう。焦りは禁物です。

ルール3 優先順位を考え、医療機関は上手に活用する

問題は多面的に捉えるようにする

保護者から話を聞くと、「子どもが発達障害」という現実にとらわれ、わが子が抱える問題の捉え方が一面的だったり、視野が狭くなっていたりする人が多いように感じます。

発達障害は病気ではないので、医療機関では治癒をめざすという本来の対応ができないため、なかなか積極的になってもらえません。しかし、心身の成長や発達に影響を及ぼす問題が「障害特性」からくるとしたら話は別です。「健康」や「安全」に関わることでもあり、治療にも積極的になってくれるはずです。

たとえば、3歳を過ぎても夜泣きや睡眠が安定しないとしたら、翌朝起きられない、日中眠くなってぐずる、といった現象が起きやすくなります。こうしたときには、「発達障害」としてではなく、「睡眠の不安定さから生じる問題」として医療機関に相談することもできるのです。たとえ発達障害の特性から発生している問題であっても、それが子どもの健康を脅《おびや》かすのであれば、そこはひとつの「症状」として医療機関に相談する方法もあるわけです。

保護者は、どうしても発達障害の問題を前面に押し出して相談してしまいがちです。でも、状況によっては心身の健康が阻害されるかもしれないことを考慮して、適切な診断や治療を受ける必要があるでしょう。したがって、医療機関に対しては、「発達障害」そのものの相談ではなく、その特性からくる身体への悪影響や、危険を取り除くために医療的にどうしたらよいかを相談する、というのがお勧めの方法です。

心得ておきたいのが、睡眠などの検査では脳波やＭＲＩが必要なこと。発達障害の子どもは薬を飲むことができなかったり、検査が理解できずに不安がって暴れたりすることがあります。ＭＲＩや脳波など、じっとしていないと受けられない検査を行う場合には、麻酔や睡眠薬を用いたり、入院したりする必要が生じる場合もあります。そうなると、医療機関としては必要性が高い場合を除いて、なかなか検査を勧めにくくなってしまいます。

そのときには、「何を優先すべきか」で判断するようにしてください。

ルール4

医療機関への相談の方法を身につけよう！

子どもと一緒に相談に行ったときに気をつけること

お子さんが一緒にいるところで、保護者がその子の困った点などを相談するときには注意が必要です。お子さんがそばで聞いているのに、その子の問題行動を指摘したり、親や先生のいうことを聞かない、勉強ができないといったことを医師に話したりするのは考えものです。特に女の子は自分を責める傾向にあるため、「自分はママを困らせている」と思ってしまうような発言には注意していただきたいと思います。

困っていることを聞いて欲しい親の気持ちはわかりますが、医療機関ではあまり一生懸命になってしまうのもよくありません。「このお母さんは追いつめられている」と医師が判断し、正確な情報を教えてもらえない場合もあるからです。「お母さん頑張りすぎ！」と、かえって責められてしまうケースさえあります。

そんな場所にお子さんも一緒にいたら、「自分はお母さんを困らせている」と感じるだけじゃなく、「お母さんがお医者さんからいじめられている」と感じてしまい、親と医師の両方に対して不信感を芽生えさせてしまうことにもなりかねません。

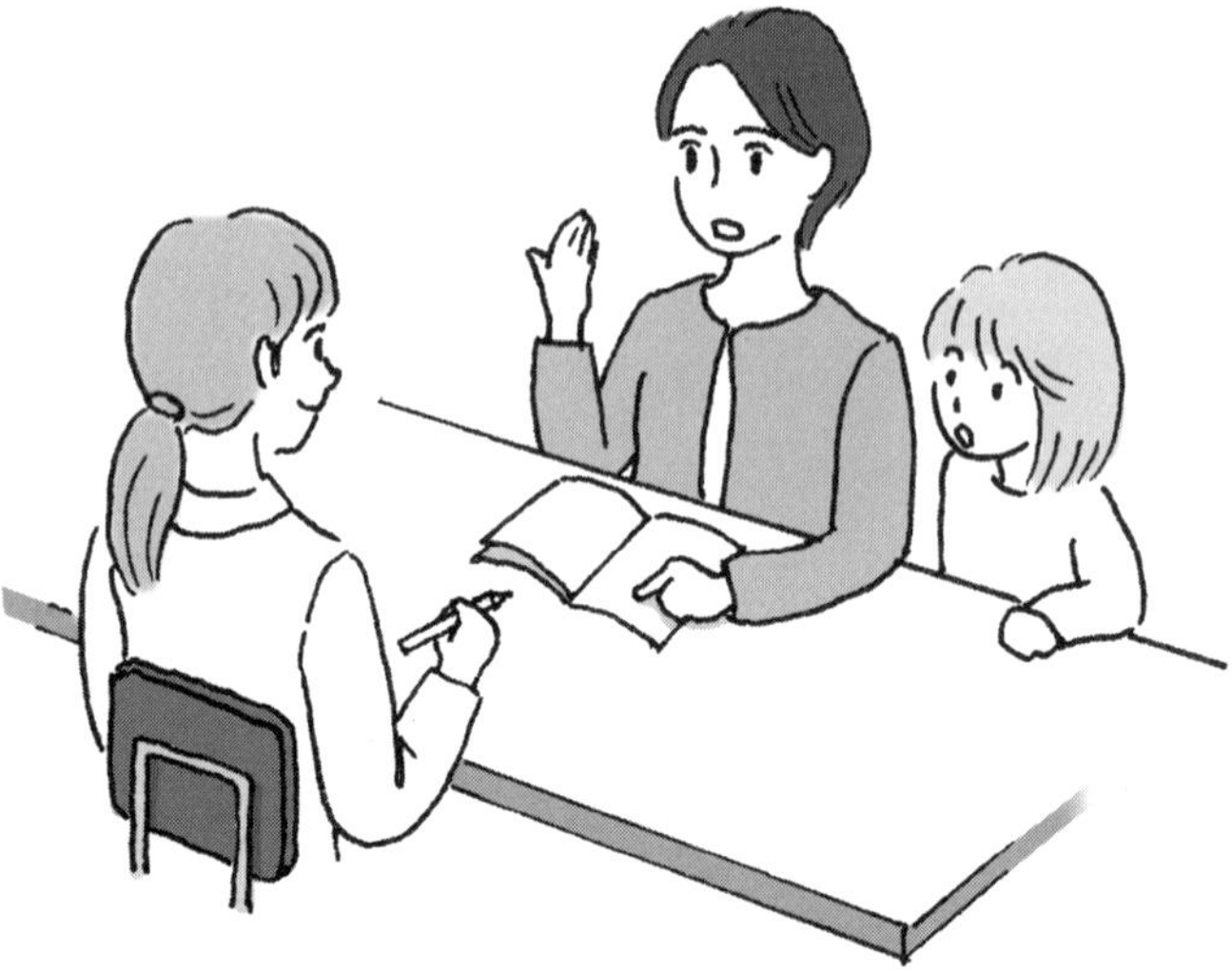

こうしたことがないよう、相談する内容については「サポートブック」などを作っておき、あらかじめまとめておくとよいでしょう。日常どんなことで子どもが困っているのか、どんな問題があったかを記録しておけば、保護者にとっても子どもの特性などが整理できるし、医療機関にかかるときだけでなく、学校などへの支援をお願いするときにも役立ちます。

さて、お子さんのことを相談するときにはどうしたらよいかのアドバイス。話すときには、「子どもの立場になって話す」のです。

「授業中ずっとゴソゴソしていて先生の話を聞かないんです」

⬅

「授業中座っているのがつらいようなんです」

このように、子どもが困っているであろうことを中心に話をします。困っているのは先生やお母さんかもしれませんが、本人がどのような状態なのかを代弁する形にして相談するのがお勧めです。ぜひ試してみてください。

ルール5 子どもの状態を代弁しながら相談する

「ちょっとゆっくりなお子さんです」の本当の意味

お子さんの見た目だけで、保護者や本人の困り具合を判断することは、どんな優秀な医師であっても困難です。男の子なら落ちつきなく動きまわったり、乱暴な振る舞いをしたりといった問題行動をとることが多いのでわかりやすいかもしれませんが、女の子の場合には比較的言葉も出ていて動きも激しくないことが多いため、発達検査を受けないとわからないケースが結構あります。

発達障害の診断にはさまざまなテストがあり、一般的によく使われるのが「田中ビネー」や「WISC」と呼ばれる発達テストです。自治体によって制度については差がありますが、大体合計のIQが75〜70以下だと知的障害とみなされて手帳申請をすることが可能になります（定型発達の子どもの場合IQは100前後）。

ところで、次ページの図にある「境界域」やIQ60〜70あたりの「軽度」のお子さんに対してよくいわれるのが、「ちょっとゆっくりなお子さんです。3割ぐらい幼いと思って接してあげて」というような言葉です。

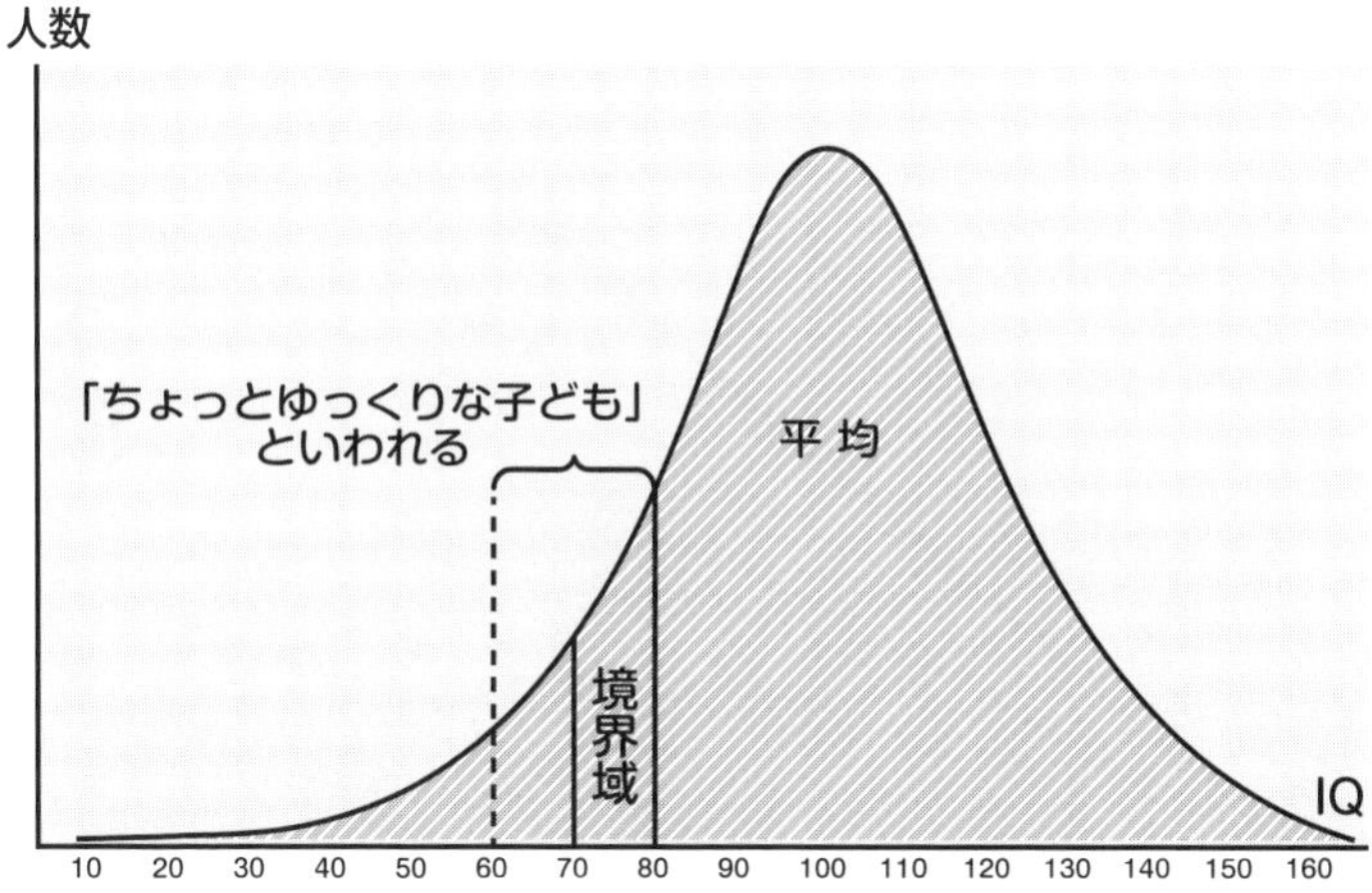

知能指数・発達指数の分布モデル

保護者からお話を伺うときにも、「うちの子はゆっくりなだけで……」とおっしゃる方がいます。でも、その「ゆっくり」という意味がどれだけ理解できているかは正直微妙です。「ゆっくり」という意味をはき違え、「発達はゆっくりだけど、いつかは追いついて普通になる」、「定型発達だと20歳で成人だけど、この子はゆっくりだから30歳ぐらいで成人と同じようになる」、そのように考えている人も少なからずいらっしゃいます。

しかし、3割幼い定型発達のお子さんと、発達障害の特性のある子どもと、接し方を同じにするのは賛成できません。3割幼い定型発達のお子さんの場合、日常生活の中でさまざまなことが自然と身についていきます。ところが、発達障害の子はそうはいかないのです。

じつは、「ゆっくりなお子さん」の本当の意味は、「3割幼い」のではなく、定型発達に比べて「3割学び取ることができない」という意味です。一般の子が「10」学べるところを、このお子さんは「7」しか学ぶことができないということなのです。

そうなると、左の図のように、学習する情報量が多くなればなるほど、その差が広がっていくことになります。10個の3割減だと3個で済みますが、100個なら30個です。率で考えれば同じでも、総量で比較するととても大きな差になってしまうわけです。

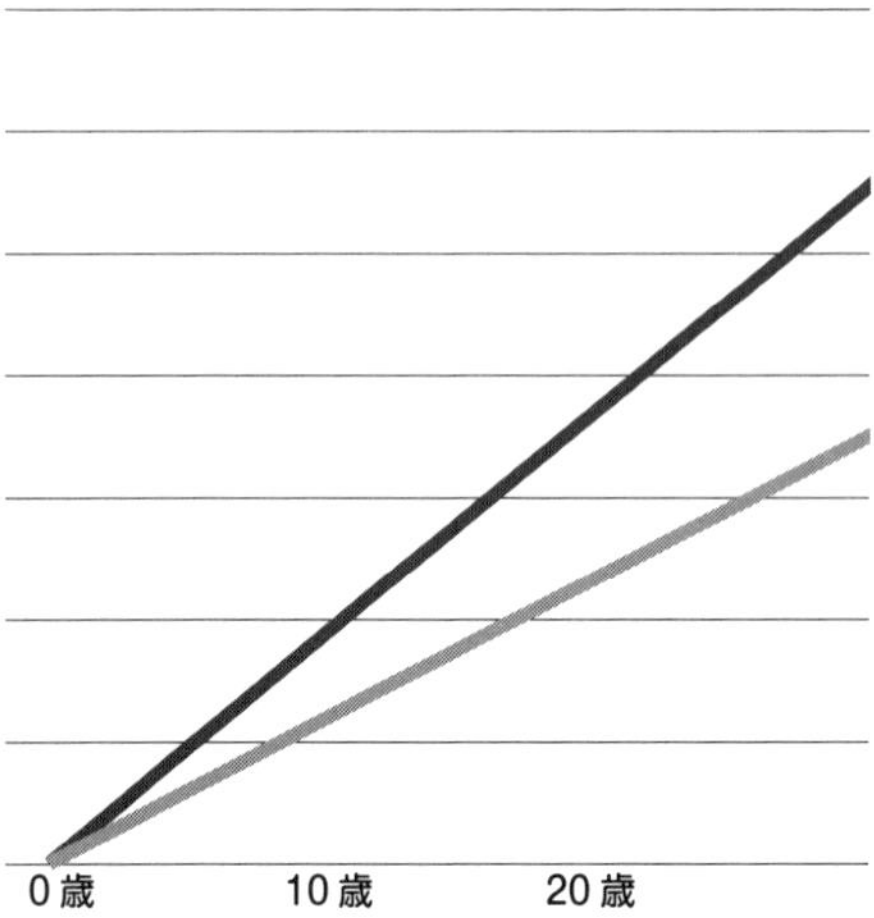

親の財産がなくなったら生活保護?

その「3割減」にしても、あくまでも平均値にすぎません。7割減の部分もあれば、逆に2割増の部分だってあるでしょう。当然個人差があり、ひとくくりにはできないのです。

医療機関や療育センターの人たちは、発達障害のお子さんを持つ保護者と同じように、その苦労がわかっています。ですから、どう話をしたら保護者の皆さんが傷つかないかと迷ったり、気を使ったりすることがあるといいます。できるだけ傷つかないような言葉を選び、遠まわしに話をしたり、言葉を濁したりすることも少なくないそうです。

専門家などに、「うちの子どうなりますか?」と聞く保護者もいます。でも、どうなるかは誰にもわかりません。専門家も「わかりません」と答えるしかありません。

とはいえ、たくさんの症例を見てきているので、社会で生きていく上で、どんな問題につまずきやすいか、今後どんな問題が待っているかといったことはよくご存知です。ですから、まずは一般論としていろいろなお話を聞くのがよいと思います。

その問題の中でも「お金」のことは避けて通れません。

「親の財産がなくなったら生活保護」

ズバリそうおっしゃるお医者さんもいます(現実をはっきりといってくれる、綺麗ごとに逃げない誠実なお医者様です)。これらの問題は、まだまだ社会の課題となっています。たくさんの事例を知っている専門家や先輩保護者、支援者などの話を聞き、どんな準備が必要かを考えてみてください。

環境を整えることによってお子さんの行動が変わり、できることも増える。支援を手に入れることで社会適応もできるようになる。お金の問題は確かに大切なことだけれど、それだけがすべてではありません。

少しずつ理解を広め、支援の手を作っては増やしていく——発達障害の子どもたちの社会生活を豊かにするのは、まだまだこれからです。

ルール6

「ゆっくり」は自然には身につけられない情報量のこと

IQはすべてをあらわす数値ではありません

「重度」のお子さんをお持ちの保護者は、比較的冷静にお子さんの状態を見られるようです。しかし、「軽度」と「中度」の境界域や「ボーダー」といわれる知的に少し遅れが見られる程度（IQ90～70）で、一見すると普通に見えるお子さんをお持ちの場合には、保護者がそれを認めるのに時間が必要なようです。

そうした保護者（特に低学年ぐらいまでのお子さんをお持ちの方）と面談をすると、「うちの子は軽度なんです。数も数えられるし、指示にも従えます！」と、軽度であることをよいことのように勘違いされている保護者が少なくありません。

実際その子に会ってみると、「数が数えられる」のではなく数字を読んでいるだけ、「指示に従える」というのも実際はほかの子どもから視覚的情報を得て行動している（隣の子を見て真似《まね》している）場合が少なくありません。軽度がよいことだという見方をしているうちは、お子さんに適切な支援を受けさせることができません。子どもに必要なことは何かを正しく知らなければ、子どもに必要な支援を間違うことになりかねません。

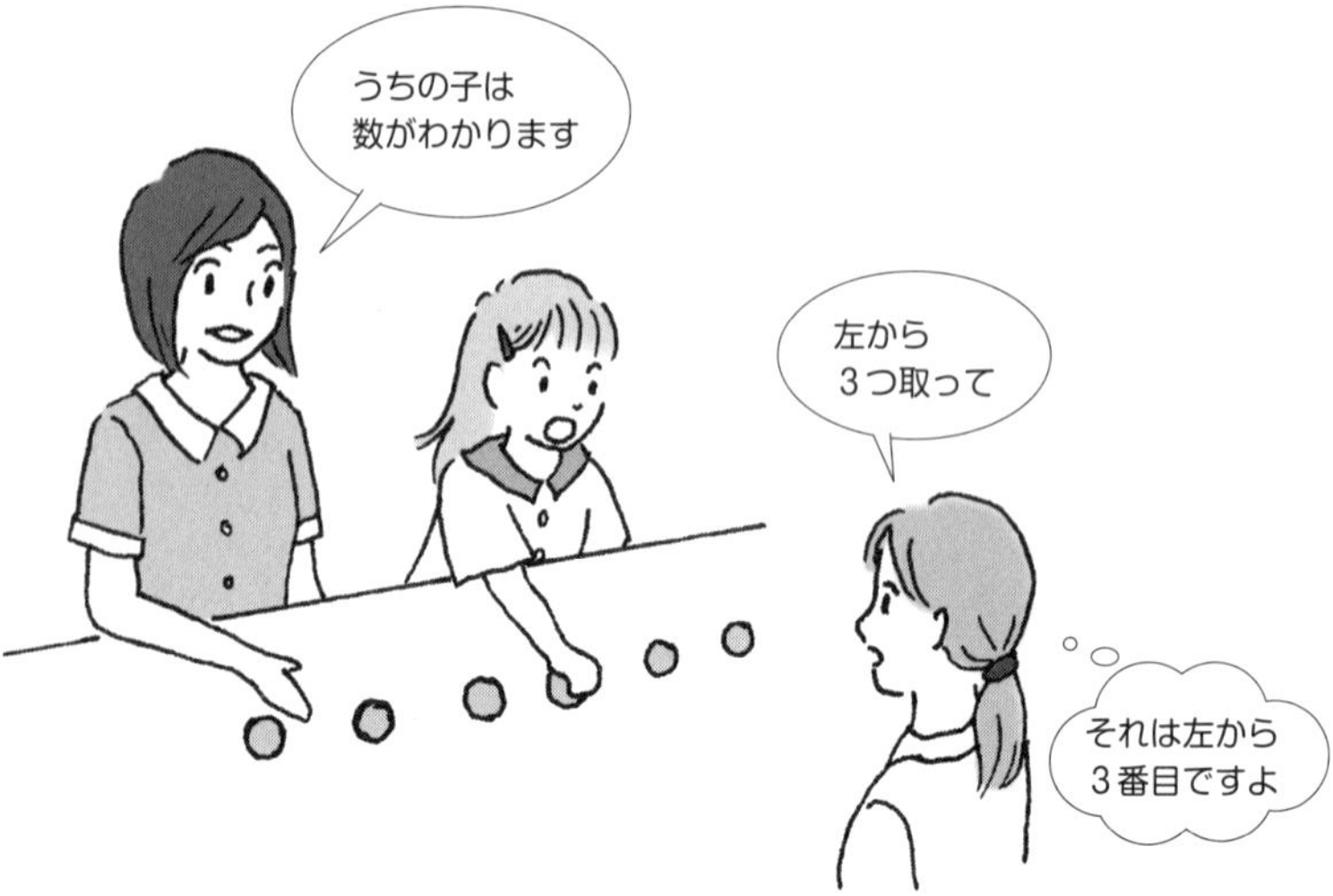
うちの子は
数がわかります
左から
3つ取って
それは左から
3番目ですよ

「できる」ではなく「どうできるのか」が大事

右の子の場合、「数を数える」や「指示に従う」についての理解や行動に凸凹があるわけです。その凸凹の発生原因は、「発達の状態」と合わせて考える必要があります。

まずは、子どもの「できる」を見るのではなく、「どうできているか」を観察します。「できている」としたら、それが発達に見合ったでき方をしているかどうかを検証するのです。

わが子が幼いうちは、発達障害の特性に「理由づけ」をしたくなると思います。じっとしていられない子どもなら、「うちの子は元気がよいだけ！」と思いたくなるでしょう。しかし、そうやって保護者自身が「軽い」と思

ウィングの３つ組

社会性の障害	場面・環境に適切にふるまうことができない。他者との関係性を構築、関係性を保つことが難しい。
コミュニケーションの障害	他者のいうことや感じることを理解・気づくのが難しい。自分の話したいことだけ話すなど、会話を汲み取ることができない。
イメージ力の障害	予想や想像することが苦手で柔軟性が弱く、新しいことや物が苦手。パターンやこだわり行動などがあり融通が利かない。

い込んでしまうと、対応を間違えることにつながります。それに、「軽度」や「中度」というのは、ＩＱだけで判断できるものではないのです。社会的に求められるスキルは年齢によっても変わってきます。テストでわかるＩＱというのはあくまでも目安でしかなく、それだけで判断してしまうのは問題です。

ウィングの3つ組

「自閉症スペクトラム（ＡＳＤ）」と診断される子どもには、「ウィングの３つ組」と呼ばれる３つの大きな特徴があるといわれています。これと日常生活をすり合わせて考えると、社会生活を送るのに、ＩＱだけで判断するのではなく、行動面も無視できないことがわかると思います。

　子どもたちを見ていると、「この子は誤解を受けそうだ」、「この子は愛されキャラだ」など、個性はさまざまです。社会性に発達課題があり、行動面で「他害」「自傷」「物損」などの傾向を持つお子さんの場合には、知的には「軽度」であったとしても、支援の手を入れることは難しくなりますし、社会適応という側面から考えると、むしろ「中度」もしくは「重度」に分類されてもいいのではないかと思います。

逆に、知的には「中度」であっても、環境設定で社会的に好ましい行いを身につけている子の場合には、支援の手も入りやすく、社会適応という面からは「軽度」に値すると考えてもいいでしょう。

「軽度」なのか「中度」なのか、あるいは「個性」なのか、ということにこだわるのではなく、どんな支援の手が必要なのかを考えることが基本です。

ルール7

IQでわかるのはその子の一部分

専門家、誰に何を聞いたらいいの？

多くの保護者が、「誰に」「何を」「どうやって」聞いたらよいのか、その具体的な方法をよく知らないようです。

専門家と呼ばれる人たちは、発達障害の子どもの状態（心理、理学的など）の一部の知識を専門的に持っています。しかし、目の前の子どもの全体像を把握しているわけではありません。問題とされる行動には、その子が置かれている日常生活が背景にあって、その問題行動にまつわる人、物、環境などの「要因」をすべて洗い出し、総合的に手入れをしていくことが必要になります。それらの要因がわかるのは誰かというと、いつも一緒にいる人……つまりご家族やそばにいる大人ということになります。対応するのも同じ人になります。

医師には診断と薬のことを、理学療法士・作業療法士には機能訓練のことを、言語聴覚士には言語、口腔《こうくう》機能訓練のことを聞きます。なかには、「どんな場所でどういうときにひっくり返って泣くの？」などと質問し、分析・考察してくれる親切な医療関係者もいます。彼らは自分の仕事だけでなく、関連するさまざまな事象について勉強をしていて、相談者に寄り添おうとしてくれる人なので、そういう人に出会ったら大切にしてください。

とはいえ、彼らは子どもの日常生活を実際に見ているわけではないので、あくまでも一般論になってしまうということも理解しておく必要があります。子どもの問題行動がいつもと違うシチュエーションで起きたときなどは、教えてもらったことをハウツー的に取り入れると失敗してしまい、親自身も疲れてしまうことがあるので気をつけましょう。

専門家に相談するときには、日常生活で困ったことを漠然と伝えるのではなく、「誰が（Who）」、「いつ（When）」、「どこで（Where）」、「なぜ（Why）」、「何に（What）」、「どのように（How）」困ったのか、その問題を引き起こした背景とともに「5W1H」で伝えると、相手からも答えてもらいやすくなると思います。

ルール8 専門家の知識を利用し「わが子の専門家」になる

「受け入れて」の意味

診断時によくいわれるのが、「受け入れてください」という言葉です。この「受け入れる」というのは漠然としていて、受け取る人によって捉え方がずいぶん変わってきます。親だけでなく、支援者や関係者にも勘違いしている人が多いように感じます。

発達障害についての理解や支援はまだ充分には広がっていません。どう対応したらいいのかわからないことも多々あります。それなのに、「障害なのだから仕方がない」と考えたり、「可哀想だから」と何でも許して子どものいいなりになって振りまわされる。あるいは何かうまくできたら過大評価して、おだてて特別扱いする……そういうことが、「受け入れる」ことだと思っている人が多いように思うのです。

発達障害はその子の状態です。子どもによって認知特性には「偏《かたよ》り」があります。保護者に対する「受け入れて」という言葉は、「普通の教え方では理解が難しい子どもだから、理解をさせるのに時間がかかるし、工夫も必要だから養育するのに手間もかかる。ということを受け入れてください」という意味です。

たとえるなら、既製品では合わない場合のオーダーメイドということです。時間もお金も手間もかかることを理解して育てましょう、ということです。それであれば、結構シンプルに考えることができるのではないでしょうか。

ところが、「受け入れる」の意味を取り違えると、「受け入れられない」となったときに、わが子と心中を図ってしまう人が出てきます。「受け入れられない＝社会から受け入れられることをあきらめなくてはならない」と解釈してしまうのです。実際問題として、「社会からの評価が低いため、社会から受け入れられない子」という現実を苦もなく受け入れる親がどれほどいるでしょう。私はあまりいないと思いますし、それが普通だと思います。

「受け入れて」という言葉は、本来、保護者にではなく社会に向けて発信されるべきものだと思っています。

ルール9 「受け入れる」のは現実的な対応

第2章 親の行動もわが子の未来を左右する

親としての心構え

問題行動は「しつけ」が原因？

発達障害に対する社会の理解度は低く、「親によるしつけが悪いからだ」という人たちが少なからずいます。発達障害による問題行動は、「しつけ」だけでは片づけられないのですが、その事実をわからない人たちは、安易に親のしつけのせいだと責めます。

人格形成をしていく上で、確かに「社会での振る舞い」を教えていくことは影響するでしょう。しかし、発達障害が生まれ持つ認知特性による情報の取り方などを、「しつけ」だけのせいにするのは、正しいとはいえません。

定型発達の子であれば、普通に注意して教えれば理解できることが、発達障害の子の場合は理解の仕方が独特で、普通の教え方では理解できないことがあります。要するに「しつけ」をしていないのではなく、その子に理解できるような教え方をしていないということです。また、運動機能（身体を動かす部分）については本人の素因が大きく、「不器用さ」なども「しつけ」の問題ではありません。ではどこが問題になるのでしょう。

左の図のように、「本人の素因＋環境＋しつけ」が今の本人の「状態」を形づくります。特に、

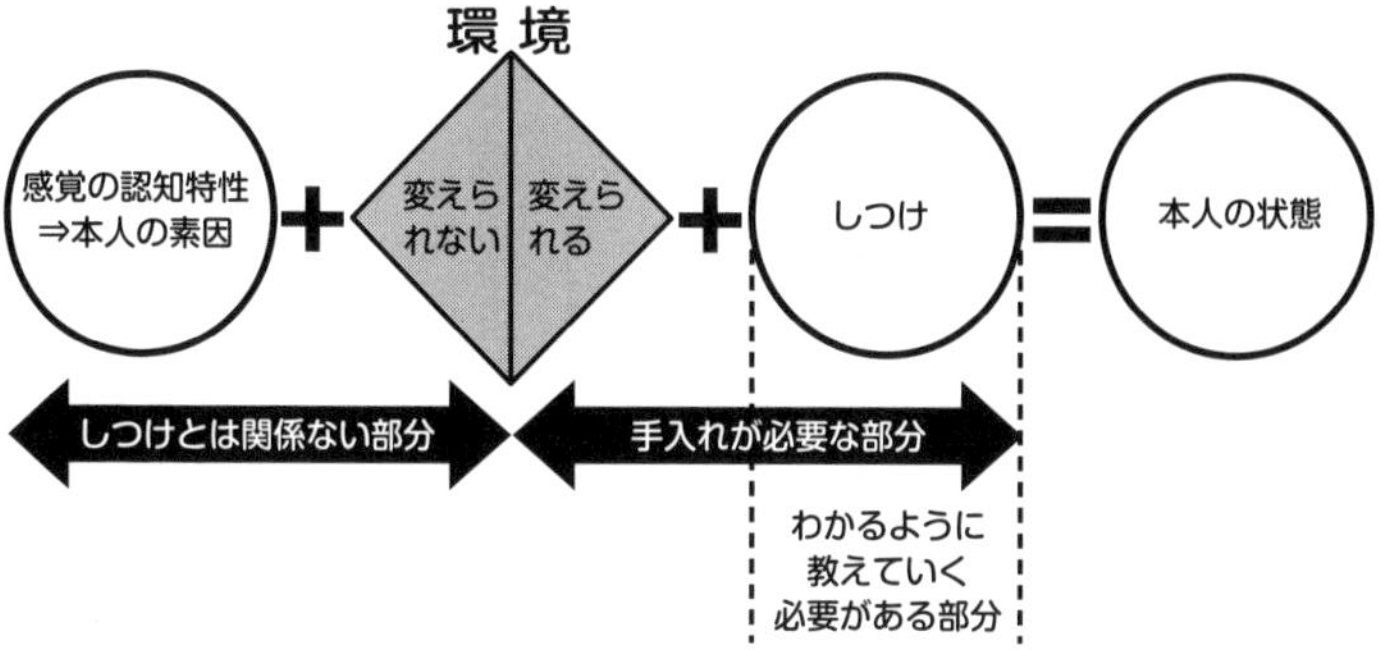

お子さんが「感覚・運動期」にあるとき、周囲から得られる情報はすべて「環境」に左右され、親が教えようが教えまいが、子どもは環境やものから情報を得て積み上げていきます。

その「環境」については、変えられる部分と物理的に変えられない部分があり、環境設定がどこまで可能かという家庭状況によっても異なってきます。いずれにせよ、「環境をどのように整えるのか」はとても重要になります。

子どもにはなくても親には「責任」がある

2013年1月に、9階建てマンションの屋上から当時小学校2年生の女子児童が飛び降りて重傷を負うという事件がありました。この児童に対し、発達障害のある4年生の少女がマンションの屋上に誘い出して「飛び降りろ」と命令したのです。この少女には、他者が思い通りに動かないと怒りを強く抱く傾向があったそうです。それが悪い形で出てしまった事件です。

重傷を負った女子児童の両親は、４年生の少女の両親に対して3千万円の損害賠償を求めました。裁判所は、少女が問題行動を起こさないように両親が努力してきたことは認めたものの、専門家に相談するなどの対応が不充分だったとして、約１０２５万円の支払いを命じました。10歳であったことから、刑事裁判では「責任能力なし」とされましたが、民事では親の監督責任を問われる判決が下されたのです。たとえ発達障害と認められて診断や手帳があっても、犯した罪に対して親は責任を追及されるということです。

子どもの状態は、素因と環境としつけ（教え）によって形づくられます。まずは、子どもが今どの精神発達段階にあるのか、どんな認知特性があるのか、それをできるだけ正確に把握しておかない限り、有効な手立てを講じることはできないのだということを、あらためて申し上げておきたいと思います。

ルール10 障害は親のせいではない。でも責任はついてまわる

うちの子の本当の姿はどれ？

核家族化が進み、多くの母親が子育ての知識や子どもの発達過程をよく知らないまま子育てをしています。いきなり「ぶっつけ本番」で、子育てがうまくいかないのも当然だといえます。なかでも第一子が発達障害の場合には、ひとりで子育てをしているお母さんは比較する対象がないため、よほどの問題行動がない限り、そのことに気づくことすら難しいといえるでしょう。女の子の場合には、幼いうちはおとなしくて言葉も出ていることが多いので、特にわかりづらいのではないかと思います。

家の中での様子を見ると、行動の切り替えが悪い、こだわりも強いなど、お母さんは「手のかかる子」だと思っていても、園や学校で先生に話を聞くと、「おとなしいだけで特に問題ありません」といわれてしまうことがあります。言葉が出ていても会話にならず、一方的に自分が興味のあることばかり話していても、幼い子にはよく見られることなので気づいてもらいにくいのです。この時点で、両者のあいだには大きな認識のズレが生じてしまいます。

家では手がかかるので、親はつい心配になって手や口を出します。ところが、園や学校からは、「心配しすぎ」「過保護ですね」などといわれてしまうこともあります。支援をお願いすると、「面倒な親」などといわれてしまうこともよくあるのです。

一方で、まったく逆の行動をとる子もいます。家ではおとなしく、外では行動が激しくトラブルを起こす。すると、「親がちゃんと見てないからだ」、「ほったらかしにしている」などと周囲から責められることになります。

他人は無責任にものをいう

「過保護」だとか「ほったらかし」だとか、周囲からの批判にはあまり耳を貸さないほうがよいと私は思います。周囲の人には責任がなく、いいたいことをいえるので、それに振りまわされると余計に疲れてしまいます。

発達障害の子どもの子育てには、とてもエネルギーが必要です。無責任な人たちからの批判に対してエネルギーを使うなんてもったいない。たとえ「ママ友」から孤立しても、生活に対する影響はそれほどありません。定型発達の保護者が持っているのは定型発達の子どもの情報だけだからです。精神的な負担が大きいと感じるのなら、つながりがなくてもそれほど大きな損失はないので無理をしないことです。

それよりも、私は「車の運転」をお勧めしています。活動範囲を広げられるし、行きづまってしまったときには、逃げだせる場所を作ることもできるからです。

発達障害の女の子は、全体の2割と少なく、仲間を見つけるのも簡単なことではありません。親子ともども「女の子の仲間」を見つけておくことは、心の健康を保つ上でもとても重要です。定型発達の子と比較して落ち込むよりも、仲間と一緒に社会へ理解を広めていくほうがずっと建設的だし健康的です。

発達障害の理解が広まっていないのだから、さらに少数派の女の子の問題には正直なかなか支援の手がまわってきません。それなのにひとりで戦うなんてリスクが大きすぎます。できるだけ女の子の仲間を多く見つけ、サポートし合えるように活動しましょう。それには「ネットと車がとても役立つ」というのが、私の経験からのアドバイスです。

ルール11 ママにも必要な仲間づくり

褒めるのも叱るのもどちらも大事

「褒めて伸ばす」――とても流行っていますね。「叱らない子育て」のような本もたくさん出ていて、社会的には叱ることが「悪」のようになっています。

発達障害のお子さんをお持ちの保護者からは、「褒めたいのですが褒められません」とか、「叱ってばかりいます」という話をよく聞きます。でもそれが当たり前。問題行動が多いから発達障害という社会の評価を受けているのです。

「褒める」のも「叱る」のも、本来は社会生活を送る上で必要なことを教えるために行うものです。それなのに、「褒めなければいけない」と躍起になり、褒めることばかりにフォーカスしてしまうと、実際は褒めているのではなく「おだてる」になってしまうケースがよく見受けられます。

そうやって、おだてられてばかりいると、その子どもは「おだてられる」ことを常に求めるようになります。認知のやや低い、自己肯定感の低いお子さんによく見られることで、持ち上げたり、ご機嫌をとったりしないと行動に導けなくなるケースがあります。「すごい?」

と聞くようになったり、「何でもっと褒めてくれないの！」とこだわりにつながったりする場合も。「誤学習」につながってしまうよくない例です。叱るのも、本来は社会での振る舞いを教えることなのです。

発達障害の中度や軽度のお子さんの中で、ある程度自分自身が周囲と比較できるお子さんの場合、その子に対して「スゴイ！」を連発するのは経験上あまり好ましくないと考えています。

むしろ、認知の高い子の場合には、すでに周囲との差を理解しているので、「スゴイ」といわれて余計に反発する子もいます。このように、おだてるのはマイナスにしか働かないので控えたほうがよいと思います。そもそも自分たちの行動で「スゴイ！」といわれることが一体どれほどあるでしょうか。そんなふうに考えてみるとわかりやすいと思います。

褒められて不機嫌になる!?

もうひとつ理解していただきたいこと。それは、発達障害の子の中には「褒められる」という行為を正しく理解できない場合があることです。褒められているのに褒められていると感じない、もしくは嬉しいと感じていないように見える子がいるのです。

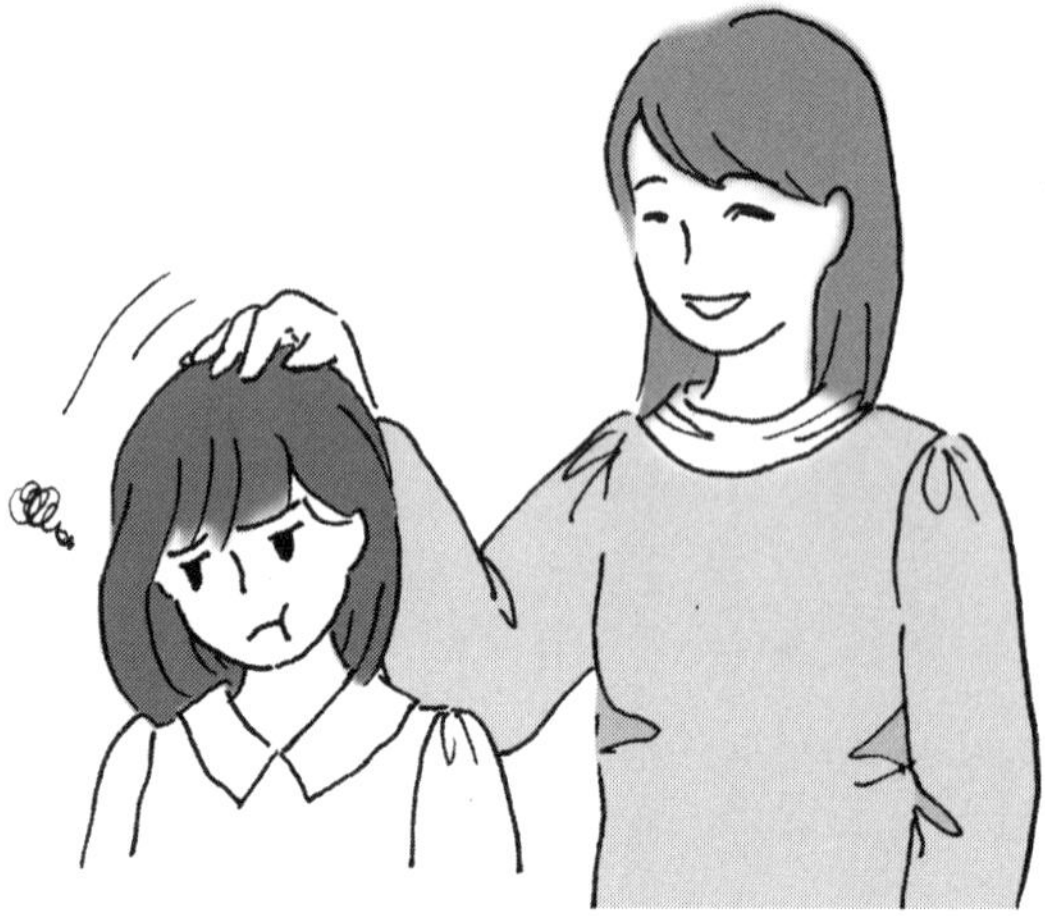

たとえば、頭をなでられることを「不快」だと感じる子がいます。その子の頭をなでて褒めても、本人は少しも喜びません。私たちの文化背景が通用しないということです。そういう子には、この文化では「好ましい行動をして認められる」というのはどういうことかを、教え育てていく必要があります。

幼いうちなら、お互いに共通する「嬉しいこと」がないかを探ります。一番わかりやすいのは「好きな食べもの」です。いわゆる「ご褒美《ほうび》」です。彼らは、ものからの情報が伝わりやすい傾向があります。

何かひとつ「望ましい行動」を決めておき、子どもがその行動・行為をしたらご褒美を与え、それと同時に、褒める側が「喜んでいる」ことを伝えます。そうやって「自分が褒められているときには相手も喜んでいる」という共通意識を育てていきます。

やがて子どもが「褒められる」ことを意識できるようになれば、ご褒美は必要なくなります。このように「褒められる」という共通意識を育てることで、「自分は認められている」という意識を育てることができるのです。

「認められること」が理解できるお子さんの場合、好ましい行為を言語化するだけでも効果があります。

「椅子に10分座っていられたね」

「触ってもいいですかって聞けたね」

こんなサラッとした表現でよいと思います。それでも、こちら側が「ちゃんと見ていたよ」というメッセージはちゃんと伝わります。

ルール12 「褒める」と「おだてる」は別もの

怒りの感情をどうやって理解させるか

一般的に「怒り」という感情については、多くの方がマイナスのイメージを持っていると思います。しかし、怒りは人にとって必要な感情です。

怒りの感情を適切にコントロールする手法を「アンガーマネジメント」といいます。発達障害の子どものお母さんには、このアンガーマネジメントについてわかりやすく伝えるように心がけています。

女の子の場合はおしゃべりがとても上手な子が多く、一見すると感情表現がうまくいっていると思われがちです。でも、実際には感情を正しく理解していない場合が少なくないのです。たとえば、小中学生は「楽しい」「悲しい」「むかつく」の3つのパターンで感情を表現しようとする傾向があります。ほかの感情について質問すると、「わからない」と答える場合が少なくありません。

感情は複雑で、「恐れ」「不安」「緊張」「うれしい」「恥ずかしい」「安心」など、さまざまな種類があります。これらをすべて「楽しい」「悲しい」「むかつく」の3つで表現しようとすると、「恐れ」や「不安」は「むかつく」という表現になってしまいます。ですから、まずは感情の種類や整理することから教える必要があります。

ちなみに、アンガーマネジメントのことを、「怒らないこと」と勘違いしている子がいます。ちょっかいを出されていじめられた子が怒りの感情をあらわにすると、「アンガーマネジメントができていない」と、いじめた子から余計にからかわれるケースが実際にあったそうです。これは、「アンガーマネジメント＝怒らないこと」と間違えて教えられているからです。アンガーマネジメントとは、「怒らないこと」ではなく、怒らなくていいことと怒る必要があることを弁別し、「適切に怒りを表現できるようになること」です。

もちろん、怒鳴ったりするのはよくないことです（百害あって一利なし）。しかし、日常生活の中で、お母さんだっていつも菩薩《ぼさつ》のようにいられるわけではありません。家の中だけで生活しているわけではなく、時間や予定は社会の流れに沿って動いているので、お母さんもイライラすることがあるのは当たり前です。

そこで、ご家庭で使える簡単なアンガーマネジメントのひとつをご紹介しましょう。お子さんと一緒に表を見ながら、怒りを5段階に分けてそのときの気持ちを確認しあうのです。怒りの感情を〝見える化〟するわけです。

●朝の着替えのとき

第5段階【怒り】 ………………………… 何回いったら着替えるの!!
第4段階【ムカッ】 ……………………… もういい加減着替えなさい
第3段階【イライラ】 …………………… 早く着替えてよ
第2段階【何度もいわせないで】…… そろそろ着替えて
第1段階【やさしくいい聞かせる】 … 着替えようね

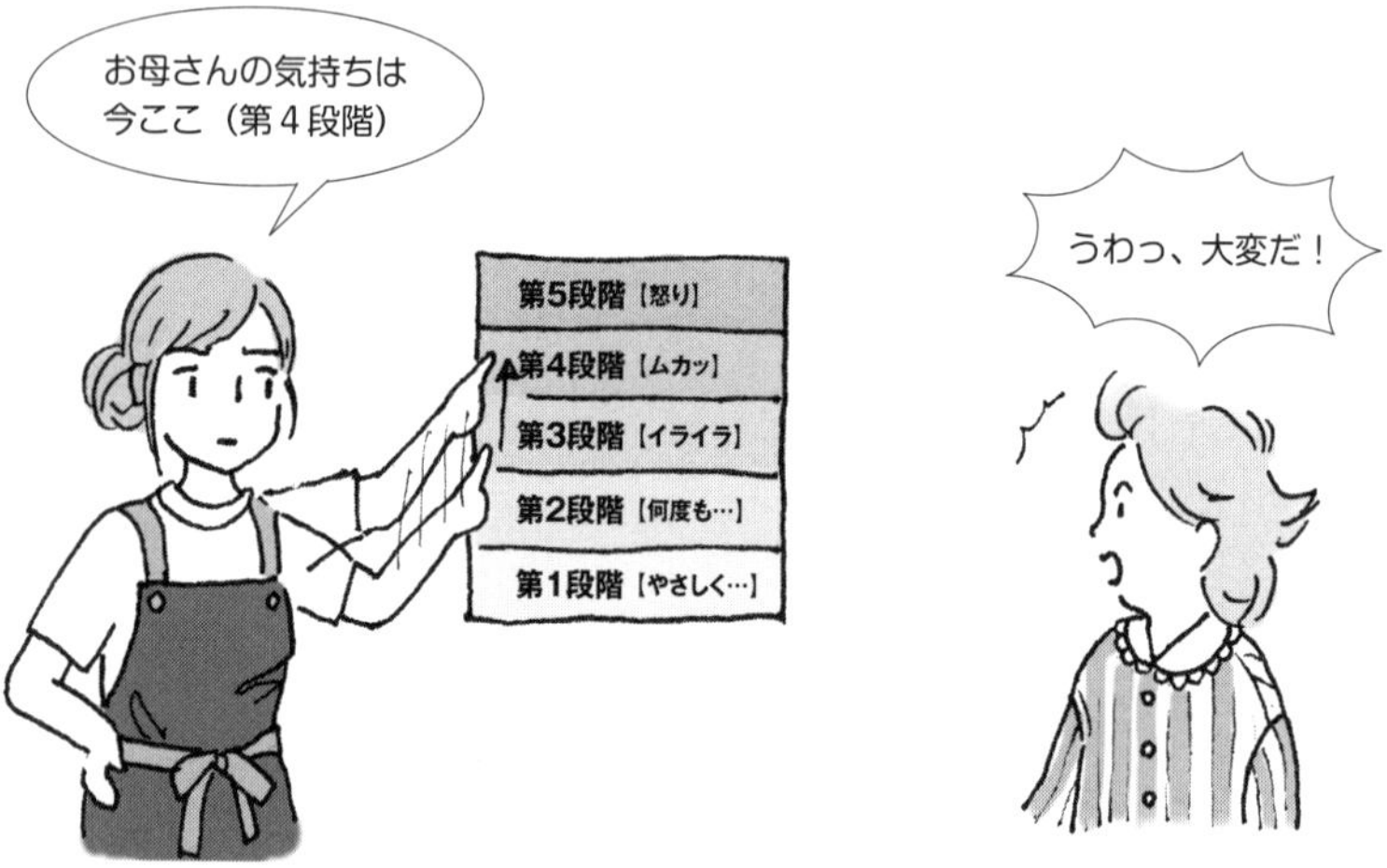

じつは、発達障害のお子さんの場合、上の図の第４段階までは耳に届いていないことが多いです。気づくのはいつも第５段階から。すると、「お母さんは怒ってばかりいる」、「いつも突然怒り出す」というふうに感じてしまいます。

「着替えようね」（今のお母さんの気持ちはここ）、「そろそろ着替えてね」（今一段上がったよ）というふうに、怒りのレベルを共通意識化します。すると、「あ、次はここだ」と見てわかるので、「突然怒り出した」というふうにならなくなります。
さまざまな感情についても応用できることだと思います。ぜひ試してみてください。

ルール13
怒りのレベル見える化して気持ちを伝える

コラム

「様子を見ましょう」や「大丈夫」の真意

比較的軽度とされる子の多くは、医療機関や療育センターなどで「様子を見ましょう」といわれることが多いです。もちろん、関係者が四六時中わが子の様子を見てくれる、というわけではないので、そういう場合にも「様子を見ましょう」といわれます。

同じように、「大丈夫」という言葉もよく使われます。

「お子さんの発達障害にはいつ気がついたのですか?」

「3歳のときに言葉が遅いといわれたことがあって、親や友人に相談したら、『大丈夫』だっていわれたので……」

この場合の「大丈夫」は、この話を終わらせて次の話題に行きたいときに使われます。女性は男性と違って結論を求めて話をするわけではないので、「大丈夫」といわれたら、「どうして、その根拠は?」なんて追及しないはず。そんなことを聞いたりしたら、ママ友から「面倒だな」と思われてしまうことでしょう。

その程度の「大丈夫」なのです。不安がある場合には専門機関に相談しましょう。

子どもがネットを利用するときの注意点

わが子に新しいものを与える場合には、その前にある程度のルールを決めておく必要があります。幼い頃からわが子の観察をしていると、「ここはこだわるかも……」と予想できることがあるはずです。子どものわがまま、そのすべてに応えることはできないのですから、「約束はこうだったよね？」といって納得させるためのルールが必要です。

新しいものといえば、今や日常生活に欠かせないインターネットがあります。ゲームやSNSなどにはまる子も少なくありません。保護者のお母さんたちと面談をしていて感じるのは、「コンピュータやネット環境、SNSが苦手な人が多い」ということ。

発達障害のある子どもでも、小さい頃からネットに触れていれば、「カン」が働いて簡単に使うことができてしまいます。ネット上の「危険」を察知することは苦手でも、SNSのボタンの操作方法などはすぐ見つけてしまうのです。

スマホなど与えるときは、与える前にルールを作っておきましょう。それとともに、保護者もSNSなどを学んでおく必要があると思います。フィルタリング（有害サイトへのアクセス制限）をかけているからといって、それで大丈夫だなどと安心はできません。

たとえば、ご自身が娘さんの年齢で登録をし、体験してみてください。どんなところから、どんなメッセージやメールがくるのかがよくわかります。見えない相手とのコミュニケーションは、判断能力の高くないお子さんたちにとっては危険が大きく、トラブルに巻き込まれる可能性が高いこともよくわかるはずです。

「個人情報とは」、「ＳＮＳに写真を投稿する」、「プライベートゾーンの写真をメールでやり取りする」といったことの危険性なども教えておく必要があります。ＳＮＳ上での「なりすまし」や、写真をアップするだけで自分の住まいがわかってしまうような危険性もあるので、わが子を守るためには子どもよりも親が先にしっかりと学んでおく必要があります。１００％防ぐことはできませんが、被害を受ける確率を低くすることは可能です。さらに、利用に際しては子どもとのあいだに「契約書」を作るのもお勧めです。

【ルールの例】

❶料金の支払いや契約をしているのは親で、自分は親から借りているということを認めさせ、万が一壊したり失くしたりした場合には弁償させるなど、責任を持って利用させる

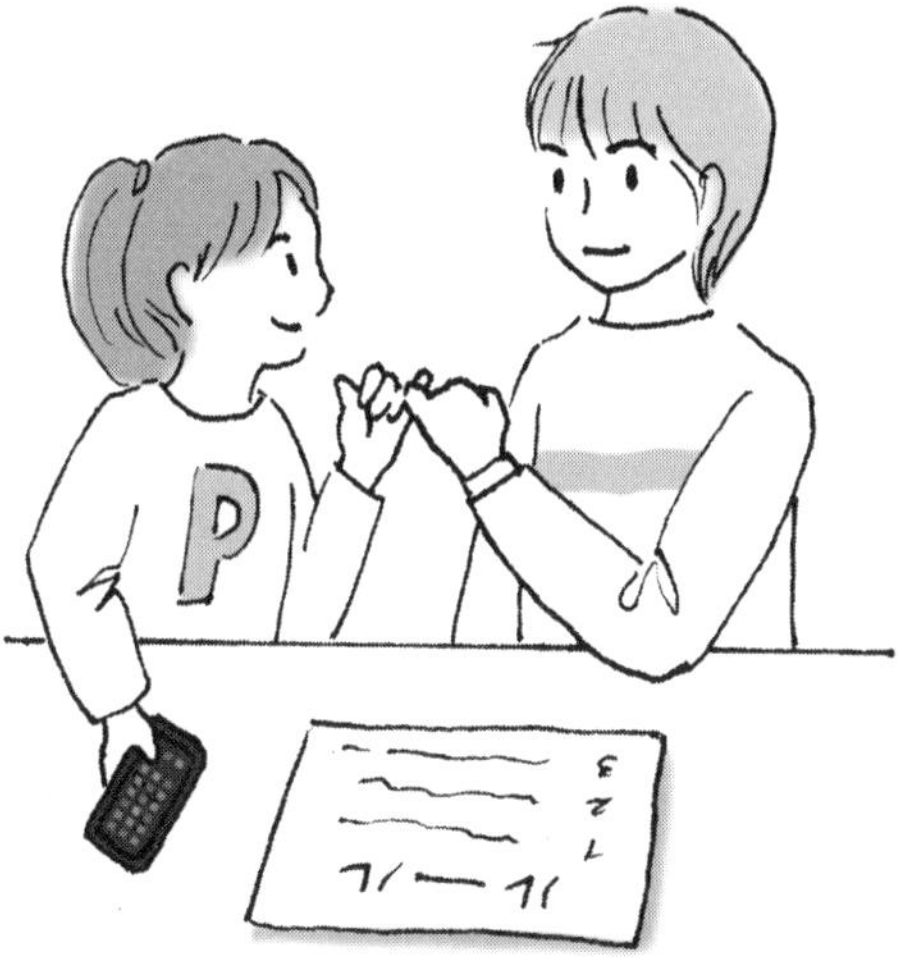

❷パスワードは親に教える（変更時も）
❸親からの電話には必ず出る
❹利用時間を決める
❺自分の部屋、トイレ、お風呂には持ち込まない
❻自分の、または誰かの裸の画像を送ったり受け取ったりしない
❼個人情報を投稿しない（他人のも）
＊何が個人情報なのかも話し合います。
❽ルールを破ったら携帯（スマホ、ネットに接続できるもの）を使えないようにする……など

こうしたルールを話し合って決めておきます。また、どんな危険があるのか、問題が起きたときには誰に相談するのかなど、トラブルになったときの対応策を考えることも大切です。ルール例の

6や7などは、場合によっては逮捕される可能性があることも教えます。

皆さんにあらかじめ理解しておいてほしいのは、それでも子どもはルールを破る可能性があるということです。そのとき、8の「ルールを破ったとき」は、必ず親自身が守れることでなくてはなりません。約束を反故《ほご》にしては子どもから信頼されなくなります。

家庭によって守らせたいルールはさまざまでしょう。子どもと一緒に「危険なことは何か」「守らなくてはいけないことは何か」を考え、家族みんなで話し合うことがとても大切だと思います。

ルール14

ネットの悪意からわが子を守るルール作りを！

誰もが手探り、不安になるのは当然のこと

赤ちゃんは、座り始めのときには身体を揺らしています。そうすることで、無意識に安定する位置（重心、軸）を探しているのです。安定するところを見つけると安心して、次の動きへと移行していきます。

発達障害のお子さんをお持ちの保護者は、「これでよかったのかな……」とか、「もっとほかに方法があったんじゃないか……」と、常に不安を感じています。その様子はまさに身体を揺らす赤ちゃんと同じです。障害は子どもの「状態」で病気のように「治す」ことはできませんし、療育といっても一人ひとりに違うアプローチが必要なので、「これが正解」という決まった答えもありません。いつも手探りです。保護者も不安になって当然ですし、迷うことも多いでしょう。しかし、赤ちゃんと同じように「揺れながら作る」しかないのです。

その「軸」の作り方も人それぞれです。子どもに振りまわされてばかりいる親は、同じように情報にも振りまわされやすいように感じます。それは子どもの障害の重さとはまったく関係がありません。

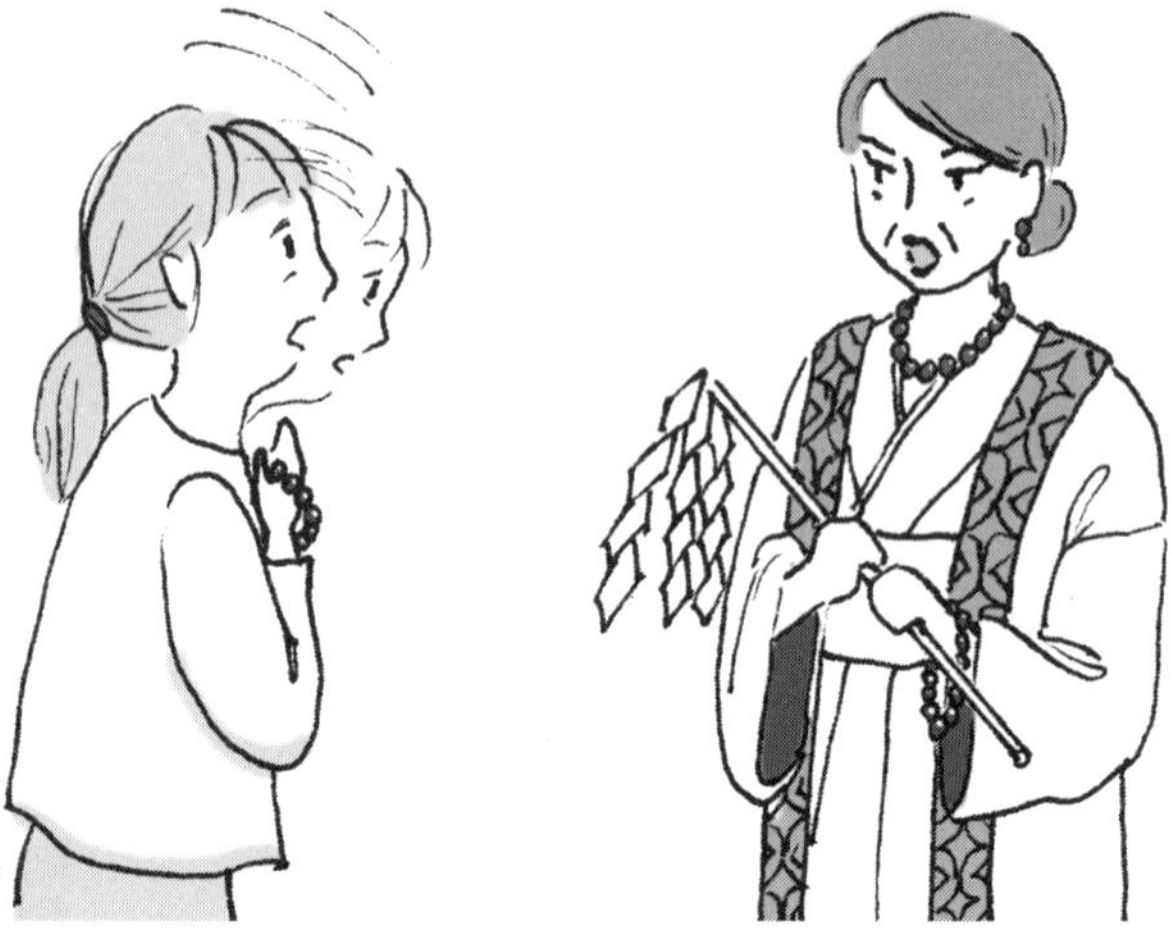

心に軸を持っていないと、他人の意見に振りまわされます

軸を作る

「軸」とは何でしょう。「ぶれない心」、「未来や希望を信じる気持ち」でしょうか？

この軸に関して、発達障害の子どもを持つ親にはふたつのタイプがあるのではないかと私は考えています。ひとつは、軸を「探す人」です。もうひとつは、軸を自分自身の手で「作ろうとする人」です。

「探す人」は、軸になるものを他人が持っていて、自分に与えてくれるのだと考えています。さまざまな情報をあたり、試してはすぐに結果を求めます。そして、思うような結果が出なければ、「別の人が持っているに違いない」と考えて、すぐに次へと移っていきます。宗教やスピリチュアルなど、自分を助けてくれると感じられるものであれば何にでも手を出し、結局、いろいろな情報に振りまわされるばかりで、誰かが無責任にいう「大丈夫」という言葉を信じてしまうのです。

一方の「作ろうとする人」は、社会や法の現実を見て、「自分には何ができるか、何ができないのか」を考えます。その人は責任のない「誰か」ではなく、「自分」の責任で、わが子のために動いていきます。現在の支援があるのは、過去にこうした保護者たちが社会への理解を広げるために活動し、自分たちの手で希望を作ろうと努力してきた結果なのです。

彼らは、希望は他人が作るのではなく自分で作るのだとわかっています。自分に必要なことを学び、努力して行動するのです。問題に目を背けることなく、真摯に向き合い努力を続けることで、「軸」はしっかりしていくのだと思います。

ルール
15

希望や未来は自分の力で作る!

覚悟するのは「死」ではなく「生きること」

こういう仕事をしていると、発達障害を理由に心中してしまう親子のニュースなどを見るにつけ胸が痛みます。

心中はよくないことだけれど、社会情勢を考えると、一概に親だけを責めることはできません。多くの親は、わが子の「障害」だけをつらく悲しんでいるわけではありません。もし、社会が大切なわが子を大事に扱ってくれるのなら、彼らは苦しんだり悲しんだりはしないでしょう。特に発達障害の女の子は社会から孤立することが多く、人的サポートが受けられないと、性風俗にスカウトされるなどの性被害に遭いやすいという現実があります。

もし、彼女たちが性被害に遭ったとしても、現実には立件できないことが多く、自閉症スペクトラムの子の場合は、一度そうした被害に遭うとPTSD（心的外傷後ストレス）や記憶の特性からフラッシュバックに悩まされることもあり、社会復帰が難しくなってしまいがちです。

親の多くがわが子の障害を受け入れられないのは、「障害」そのものではなく、社会生活における「わが子へのリスクが大きいこと」なのです。

施設での殺傷事件のように、障害者を差別する人、利用しようとする人も社会にはたくさんいます。なかには支援者を装《よそお》っている人もいます。まだまだ彼女たちの性は法で守られているとはいえません。そうした状況で、何もわからないうちに一緒に死んでしまおうと、わが子に手をかけたくなる気持ちを責めることはできません。

あなたは何を学んでいますか？

実際に話を聞いてみると、診断を受けた親の多くが、「子どもと一緒に死のう」と一度は考えたことがあるといいます。それは子育ての「ゴール」が見えないからでしょう。

「親の意識が変われば、子どもの意識も変わる」などとよくいいます。ところが、発達障害の子どもは認知特性の偏りが大きいため、親の意識が変わっても子どものそれが変わることはまずありません。変えられるのは二次障害や行動といった部分だけです。

逆にいうと、子どもの行動を変えることで親の意識が変わることがあります。わが子の行動を変えられることがわかると、親の目線が変わり、わが子への対応を学び始めるのです。

これはとても重要なことです。学び始めることで「生きる気力」が戻ってきます。一度は死を覚悟したからこそ、学ぶことによってともに生きる覚悟が決まってくるのではないでしょうか。

するど、親自身が自分の生活を見直したり、子どものサポートのための支援活動に参加したり、さらなる学びを求めたりするようになります。そうやって活動的になり、知識を増やすことで、「この子より先には逝《い》けない」と、生きることをしっかりと考えられるようになるようです。

知識は力です。希望を作るためには大きな力が必要です。

ルール16

学びこそ生きる気持ちを育てる薬

第3章

社会から愛されるために必要なこと

——日常生活での支援と療育

問題行動の芽は早いうちに摘む

「そのままでいいんだよ」――なんて慈愛に満ちた言葉でしょう。でも私はこの言葉を聞くと、「なんて無責任なのだろう」と、少々悲しい気持ちになるのです。「そのまま」でよいのはその子の存在だけであって、行動は変えてゆく必要があるからです。

社会生活を営む上で、問題行動は（将来的には法に触れる可能性がある行動も含めて）変えていかなくてはなりません。発達障害の子は、イメージすることやコミュニケーションが苦手です。ごく自然にさまざまな常識を身につけていくことが困難なので、きちんと理解できるように手を貸してあげることが必要です。特に感覚期には、本人の好きなことや不快でないことを上手に活用し、活動や世界を広げること、「プラスの感覚」を育ててあげることが大切です。

反社会的な行為を頻繁に行ったり、暴力などを引き起こしたりする行為障害は、虐待されている子どもが「二次障害」として起こしやすいといわれています。行動分析では、「問題行動」の要因は、「注目、獲得、逃避、感覚探究」の４つがあるとされています。

簡単に説明すると、

注目……問題行動を起こす（怒られることをする）ことで関わってもらえる

獲得……欲しいものを得る、自分の要求を通すために行われる

逃避……どうすればいいのかわからなくて取り組みたくない。やりたくない課題から逃げることができる

感覚探求……その行為をしていると落ちつく

これらの行動に対する他者の反応から、「こうすれば自分の要求が伝わる」と「誤学習」してしまうケースが多いのです。具体的にいうと、駄々をこねてお菓子を買ってもらえたことに味をしめ、「駄々をこねれば欲しいものを獲得できる」という間違った知識を学んでしまうわけです。こうした特性があることを早い段階で知れば、問題行動を減らすことができるようになります。

ところが、親が「良かれ」と思ってわが子に接しているのに、それが裏目に出て信頼感を損《そこ》なってしまうことがあります。愛情たっぷりに抱っこしたり、なでたり触ったりしている

のに、本人はそれを「不快」だと感じる場合があるのです。こうした感覚情報の受け取り方には個人差があるため、親であっても気づきにくい場合があります。そして、気づかないまま問題行動につながり、二次障害を引き起こしてしまう場合があるのです。

誤学習につながらないような遊び方を

感覚情報を豊かに積み上げるように学ばせるのなら、充分に底上げが見込めて、対応も比較的楽な幼児期のうちに行うのがベターでしょう。この時期は身体の発達が著しく、子ども自身が外の世界の情報を五感で吸収しようとする時期でもあります。身体もよく使うので、身体を使いながら「安心できるもの」を増やしていくことが、世界を広げるのに役立ちます。

ただし、誤学習を積まないように注意する必要もあります。たとえば、遊ぶときには「人にものをぶつける」、「もので叩く」といった行為は避けたほうがよいと思います。情報の書き換えが苦手な彼らは、人をもので叩いたり、ぶつけたりすることが「楽しい」と感じると、以降その感覚情報を修正するのが大変だからです。

以前、人にものをぶつけたくて仕方がない子に療育をしたという人に話を聞いたことがあります。その人は、ぶつける面積をだんだん狭くしていき、逆に集中力を養いプラスの行動へと導いたそうですが、それにはとても時間がかかったそうです。やはり、ふざけて人を攻撃する行為は、この子たちには不向きです。

全身を使う粗大運動の中で、本人が他者とのやり取りを楽しいと感じてくれる遊びがお勧めです。幼児期は、しっかり身体を使いながら、本人が予測できないこと（見通しが立てられないこと）であってもプラス感覚を持てるように、つまり「安心」を広げてあげるようにすることが大切になります。

児童発達支援事業所などを利用する場合は、「預かり」ではなく「母子通園」をお勧めします。子どもたちへの対応を見て学ぶことにより、日常生活の中で対応する力をつけることができます。一番大切なのは、彼らがこの社会で生きていく力を身につけさせること。その基礎をぜひ学んでほしいと思います。

ルール17 問題行動を減らすのは早期療育

○○療法にご用心！

幼いうちの「遊び」は、お子さんの世界を広げることや身体作りに役立つものがお勧めです。その遊びを通じて、相手に自分の考えを伝えることの楽しさや、喜ばれたり役に立ったりする「成功体験」を積めるようにしてあげるとよいと思います。

18ページの図のように、年齢が上がるにつれて「支援」に力を入れていくことが必要になっていきますが、そのスタートは早ければ早いほどよく、発達を促す作業療法なども効果を発揮しやすくなります。さらに、就学後は行動変容や環境設定などで支援の量を増やしていく必要もあります。では、どんな療育を求めるとよいでしょうか。

「障害特性はわが子を構成する要素の一部」ということを踏まえて、適切な○○療法を取り入れていただきたいと思います。発達業界（発達障害に関する支援）には、「○○療法」と名づけられたさまざまものが存在します。気をつけたいのは、それらを取り入れる場合には「目的」をはっきりさせておかないと効果が期待できないということ。「○○療法ありき」で、そちらに子どもを合わせようとすると、むしろマイナスになることが多いのです。あくまで

定型発達と発達障害の育ち方のイメージ

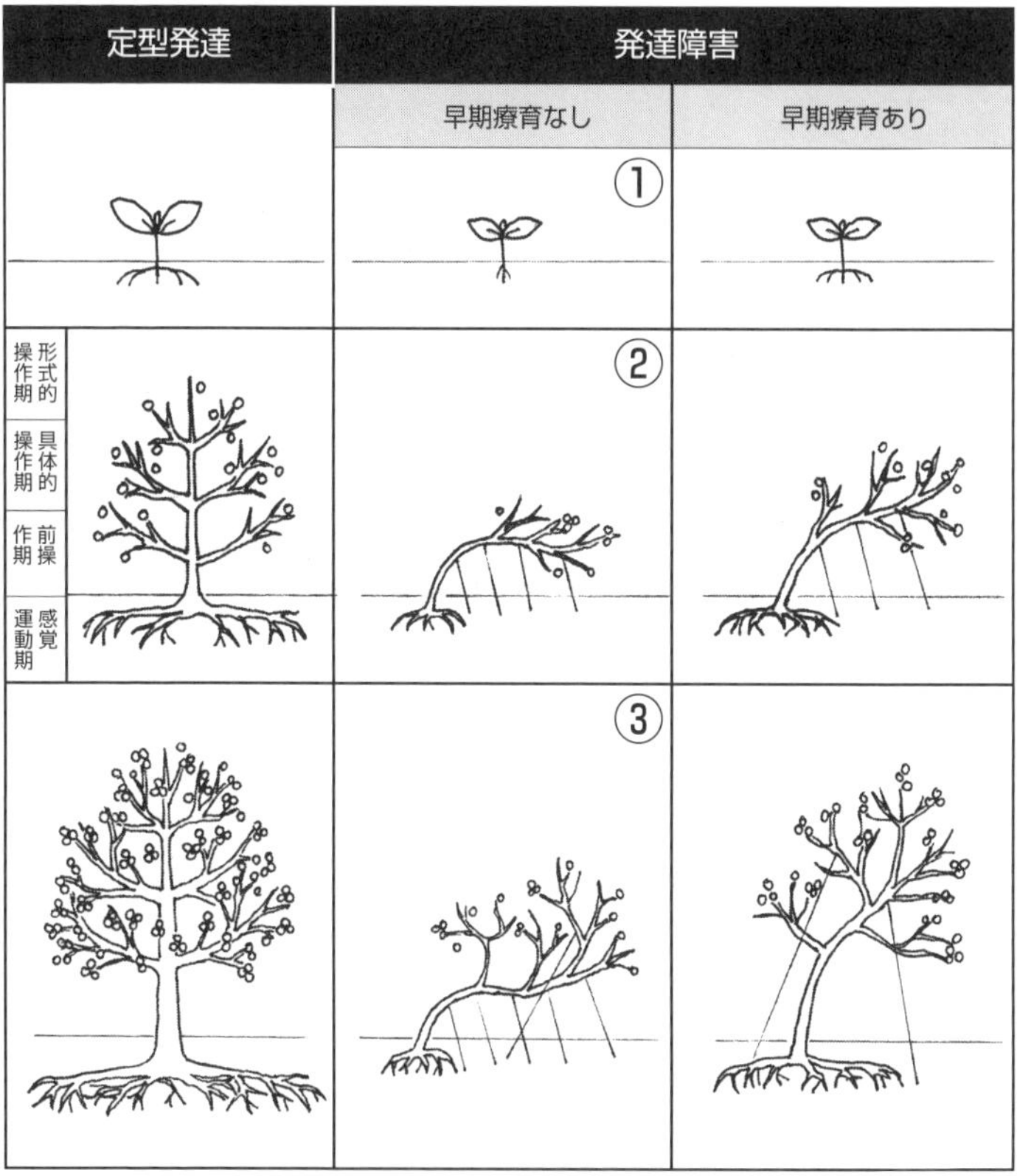

①根の部分が「感覚・運動期」に育つ。早期療育することで根が広がる
②木を支えるための支柱（支援）が必要になる。早期療育を受けると根が広がり安定感が増す（誤学習が少ない）ので、支柱の数が少なくてもよくなる
③さらに木が成長すると支柱が必要になる。早期療育を受けていると、支柱の全体数は減るものの、新たな問題が発生するため、木を真っ直ぐな方向へ伸ばすための支柱や、変な方向（問題行動）に枝を伸ばさないように剪定する（手を入れる）ことが必要となる

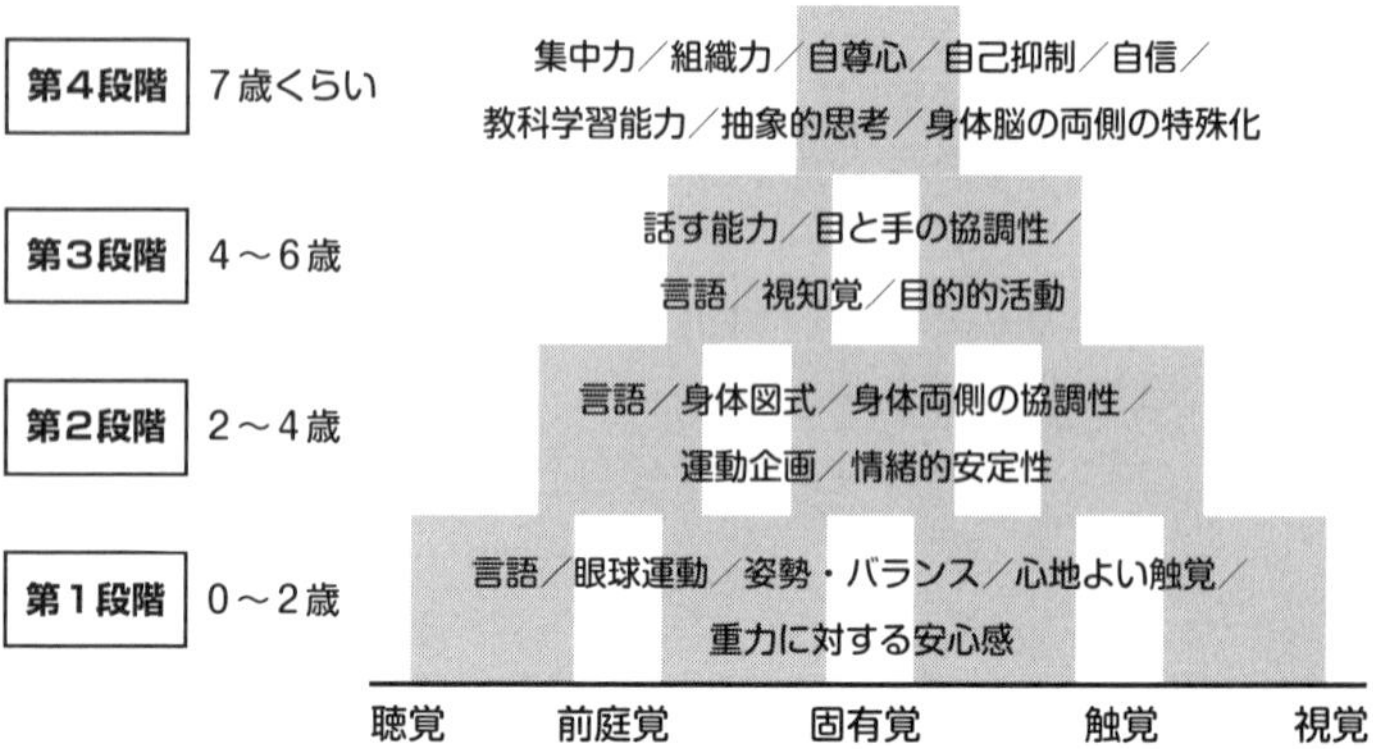

子どもの「認知特性」を正確に満たしてあげることで、他人や外の世界との関わりが広がる

も、お子さんに必要なことは目的をはっきりさせた上で行ってほしいと思います。

たとえば、「発達OT」と呼ばれるセラピストが行う身体図式の発達を促し、他人とのコミュニケーション能力を高めることが期待できる「感覚統合療法」では、粗大運動は重要だと考えられていて、一般的にはトランポリンやブランコがよいといわれています。

よくある勘違いが、「何回ぐらい飛べばいいですか？」という質問です。感覚統合療法の目的はトレーニングではないので回数は関係ありません。認知特性や身体の使い方の未熟さから誤った情報処理が行われていないかを確認し、それを修正することが目的です。身体をうまく使えるようになると他人への関心が高まり、コミュニケーションが増えるようになると、こだわりが減ることもわかっています。

トレーニングの様子を見ると、ただ遊んでいるように見えるかもしれませんが、実際には子どもの感覚情報取得の歪《いびつ》さや、身体スキルの未熟さや不安定さを観察しています。そして、その子の好きな遊びを通じて、人と関わることやできることを増やしていくのです。したがって、これらの○○療法では、作業療法士や心理士が子どもと親に面接を行い、その子に合わせて目的を持ちプログラムを組みアプローチを行うようにしているのです。

ときどき保護者から、「○○療法はうちの子には合わなかった」と相談を受けますが、多くは、「○○療法がよさそうだから」という動機で始めています。目的をしぼり込んだ上でそれを行う環境とシチュエーションを整えなければ、せっかくの試みも無駄になるのです。子どもをよく観察し、目的に合わせて○○療法を取り入れてほしいと思います。くれぐれも、「誰でもできる○○！」とか「ちまたで話題の○○療法」といった○○療法に子どもを合わせるようなことは避けていただきたいと思います。

ルール18 療育は「目的」を明確にしてからチャレンジ！

わが子がパニックを起こしたら

自分の思い通りにならないとパニックになるお子さんがいます。発達段階で自己中心性が見られる行動の原因としては、本人の持って生まれた素因によるものと、二次障害によるもののふたつの原因が考えられます。

後者の場合、他者の対応や様子を見てパニックを起こします。実際には誤学習の積み上げということが多く、たとえば、他者に暴力をふるうことで自分の思い通りになった経験、自分のプラスになったという誤った成功体験が原因というパターンです。あるいは、伝えられないもどかしさや苛立《いらだ》ちから、自分の身を守るつもりで暴れるといったケースもあります。

一旦パニックになり、怒りが頂点に達してしまっている場合は、その時点ではどれだけ声をかけても冷静に受けとめることができません。泣き止むか落ちつきを取り戻すまでは、なぐさめや叱りの声かけをしないことです。クールダウンを優先し、冷静さを取り戻してから話をすると理解しやすいです。

リセットルームの活用

パニックのときに冷静にさせるには、視覚、聴覚、触覚などからの感覚情報を一度リセットすることが効果的です。具体的には、リセットルームに身を置くようにするといいでしょう。家でなら、やや狭い何もない部屋を用意できればいいですし、学校では誰も入ってこない、あまりものがないスペースがあると理想的です。

リセットルームでは、「何もしない、何もさせない」ことです。気になる情報が何も入ってこないようにするのです。

本来であれば、怒りや不安、緊張、情報過多などで頂点に達してパニックを起こす前に手入れをしてあげるのがベターですが、うまくいくことばかりではありません。パニックになってしまったら、慌てることなく冷静に、リセットルームなどを使って一旦過剰になっている情報を処理する手助けをしてあげます。

本人がリセットルームをうまく使えるようになると、それが安心材料にもなります。「この手順を踏めば大丈夫」という成功体験を積むことで、達成感を得られるようになるのです。なかには、問題行動を起こす前に、自らの判断でリセットルームを使う子もいます。その場合、「リセットルームに入りたい」という本人の希望には、必ずＯＫを出してあげましょう。

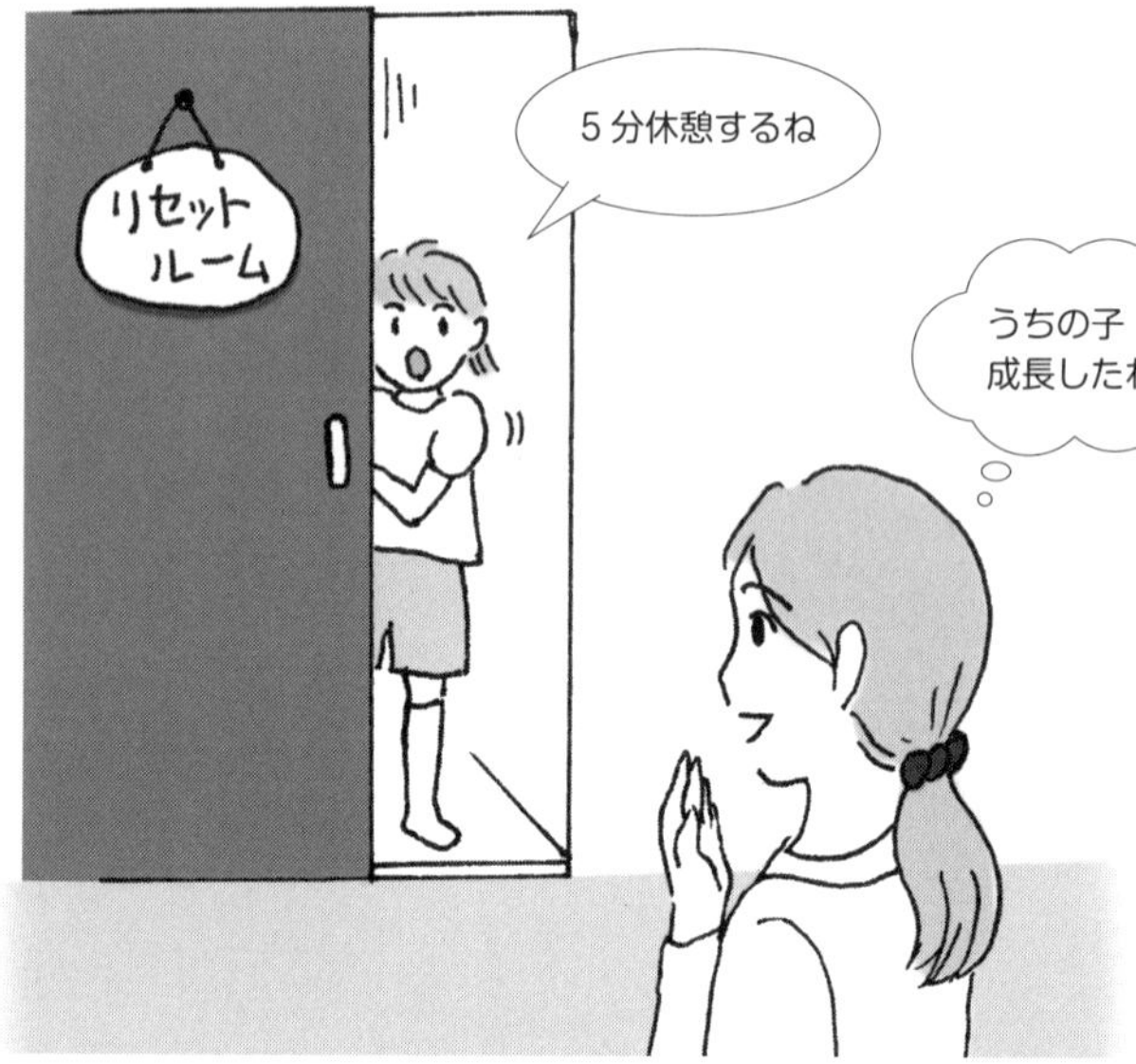
リセットルーム
5分休憩するね
うちの子
成長したわ！

小学校低学年くらいだと、自分がどれくらいの時間で落ちつくことができるかわかりません。そういうときは、本人と一緒にあらかじめ時間を決めておくとよいでしょう。そうしておけば、くり返すうちに自分が落ちつくまでにかかる時間がわかるようになります。すると、「○分休憩する」といってリセットルームに入ることもできるようになります。

お子さんが1年生ぐらいなら、3分から10分のあいだで選ばせて、キッチンタイマーを利用するといいと思います。さらに時間が必要な場合には、「延長」という方法があることを教えてあげると、ほとんどの場合、最終的には自分で選べるようになります。

他害をさせない

怒りや不安、緊張といった感情は誰にでもあることですが、大切なのはそれによって「他害」を経験させないことです。

保護者に暴力をふるっても、「まだ小さいから」とか「外ではないので私が我慢すれば……」と保護者は思いがちですが、とんでもない！

保護者に向けられた暴力は、多くの場合、その保護者と同じ立場になった人間にも向けられます。たとえ力の弱い女の子だからといって、社会に出たら、自分勝手に他人に暴力をふるうことは許されません。そのことをしっかりと教えてあげましょう。

ルール19

パニックを起こしたらリセットルームを活用！

親のいうことを聞かない子ども、子どもに向き合えない親

前項の続き。じつは、「まだ小さいから注意しない」とか「障害だから許してくれるわ」とおっしゃる保護者にお会いしたことがあります。正直驚きました。なかには、手帳や診断があるから罪に問われないと本気で思っている保護者もいます。

問題行動が大きくなる子どものいる家庭は、お母さんが子どもに振りまわされていることが多いように感じています。そして、「私のいうことは聞いてくれない」とこぼします。「親のいうこと」というのは、社会常識やルールにほかなりません。それを教えようとしないのは、子どもを受け止める覚悟がないということでしょう。そんな彼らに共通しているのは、子どもの受け入れ先がどこかにないかといつも探していることです。

小学生の頃から親のいうことが聞けない子が、思春期以降に聞くようになることは残念ながらほとんどありません。むしろ、ますますいうことを聞かなくなる。すると、自分の思い通りにならないことから、他害や自傷行為をくり返すようになり、それがエスカレートすれば「命の駆け引き」に発展することも少なくないのです。

そうなる前に、犯罪につながる可能性のあるものは取り除いておかなければなりません。親は子どもが幼いうちは、「子どもの癇癪《かんしゃく》」を軽く考えてしまいがちです。しかし、その延長線上に暴力行為があるのだということを忘れないでください。

そのままにしておいて、いいことは何もありません。社会から孤立することになり、受け入れ先も少なくなっていきますし、ほかのコミュニティで虐待される原因にもなりかねないのです。

子育ては外注できても責任は外注できない

発達障害の子育ては大変です。共働きの家庭では両親ともに忙しいため、わが子を預けたくなる気持ちも理解できます。しかし、子育ては外注できても、子育ての責任は外注できません。子どもの責任は親がとるしかないのです。

保育園、学校、放課後のデイサービスなどは18歳まで利用できます。しかし、それ以降は預け先がなくなるので、就労できなければ家にひきこもることもあります。そのときに対応するのは家族です。

また、他害がひどい場合、その矛先《ほこさき》が家族に向けられることも少なくありません。18歳以降になると、児童相談所や保健所などの行政機関は条件が整わないとなかなか対応してくれませんし、精神科病院などの医療機関へ相談しても、入院を断られるケースがあるということも知っておきましょう。

一時的な措置入院という手段もありますが、本人が入院を嫌がる場合には簡単ではなく、精神疾患移送サービスなどに利用料金を払って入院させなければならない場合もあります。そして、措置入院で状態がよくなるかというと、薬で全体的な覚醒を下げるなどして一時的に行動できないようにするといった対処がほとんどで、根本的な解決には至らないまま、家に戻ってくることが多いというのが実情です。

「幼いから仕方がない」などと問題を先送りにするのではなく、早い段階で相談機関と連携を取りながら対応を学んでおくことが必要です。

ルール20 先送りにするほど問題解決は困難に！

マイナス発言をする子への対応

子どもの素因特性に環境要因が重なり、マイナス発言やマイナス行動が多くなる子どもがいます。そういうときは「反応しない」が一番効果的です。

たとえば、施設にやってきてスタッフの顔を見るなり、「疲れた～」とか「むかつく」という子には、まず「こんにちは」と挨拶をして、次にしてほしい行動を具体的に伝えます。「靴揃えてね」と。そして「疲れた～」は聞かなかったことにします。

こういう子は、次のスタッフに対しても「疲れた～」といいます。でも、次の人も「疲れた～」には反応せずに、「こんにちは、荷物をロッカーに入れてね」とだけいいます。さらに次のスタッフが、「○○ちゃんこんにちは」というと、だいたいの子どもは「こんにちは」と返しますので、そのときにすかさず、「挨拶してくれたね」と伝えます。すると、「疲れた～」というよりも挨拶をしたほうが自分のほうを向いてくれるんだと理解し、それ以降その場では「疲れた～」をいわなくなります。

同じように、レッスン中に「できない～」という子がいます。

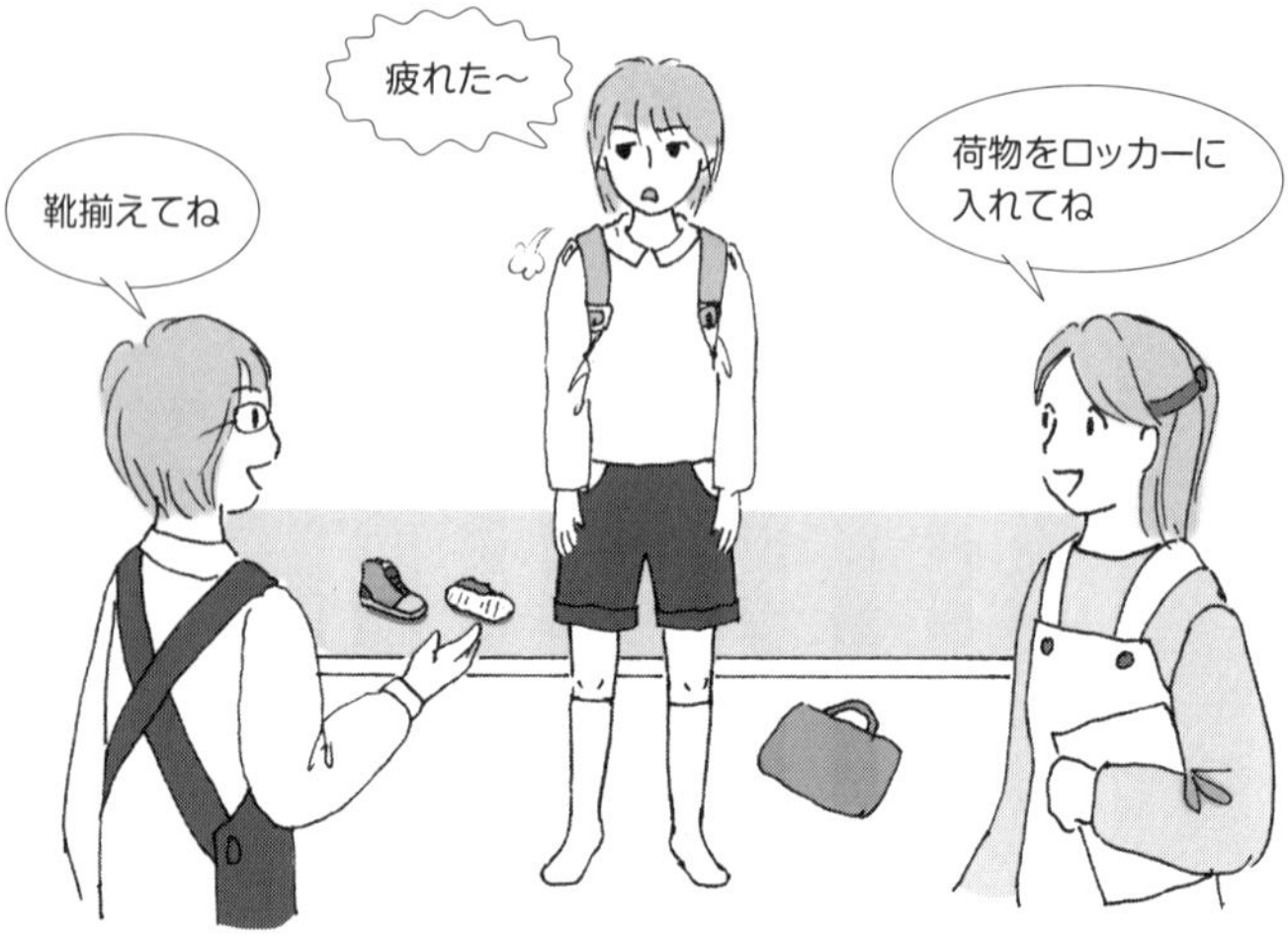
疲れた～
荷物をロッカーに
入れてね
靴揃えてね

「そんなことないよ、ちゃんとできているよ！」

「できるからやってみよう！」

そんなふうに励ましても、残念ながら発達障害の女の子には通用しません。それどころか、「だって○○だしさ～」とおしゃべりに火がつく場合が多いのです。彼女たちの目的は、「おしゃべり」でかまってもらうことだからです。

常識からのズレを正す工夫

女の子の場合、特に多弁になる子が多いのですが、言語表現が乏しいために建設的な会話が難しく、周囲の反応を見てマイナスな言葉を使って他者と関わりを持とうとすることが多いです。

女の子はよく「おしゃべり」をしているスタイルにとらわれます。話の内容にはあまり関心がなく（理解できない）、友だちと話している、誰かと話しているという「型」を求める傾向にあるのです。人が話をしている姿形が、「人と話をする」ことだと誤学習するのです。

マイナスの言葉を使うのは、プラスの話よりマイナスの話のほうが相手の反応を引き出しやすいこと、また語彙《ごい》が未熟で話をするスキルが低くても話を続けやすく、「たくさん話した」という達成感があるからです。でも、「自分の話を聞いてもらえた」という達成感ではないケースも多いのです。

「できない〜」という子には、「○○ちゃんはできていないと思っているのね」と一旦同意します。そこで本人から意見を求められたら、「先生はあと少しで足がここまで届くと思うけど」と具体的に伝え、あとは本人にまかせます。すると、注目を求めている子ならほとんどが活動に参加するようになります。

こうした対応をすることで、マイナス発言やマイナス行動を減らすことができます。彼らの意識を変えるには、プラスの行動のときに反応してあげることです。

ときには、先ほどの例のように、「他者から認められる」というポイントに食い違いがあり、違うところに達成感を持つ子どももいます。

こちらは褒めたつもりでも、本人からすると褒められた気にならない——しかし、それは一般的な観点からはズレているわけですから、正してあげたほうがよいと思います。
たとえば、少人数のグループに課題を提供し、それについて会話の練習をしたり、相手を褒める練習をしたりすることで、常識からのズレを修正していくことが大切です。

ルール21
マイナス発言やマイナス行動には反応しないこと

コラム

TPOを教える

保護者の方がお子さんへチューや抱っこをするシーンは、見ていて微笑ましいものです。ところが、ここにも誤学習の落とし穴があります。

定型発達だと、年齢が上がると子どものほうから嫌がっていくのですが、発達障害の子の中には、いつまでも嫌がらず、チューや抱っこや腕組みを普通にするものだと思ってしまう子がいます。小学校低学年のうちは、周囲も「かわいいね」で済ましてくれますが、小学校高学年になると男の子だと「犯罪」になってしまいますし、女の子は「被害」に遭う可能性が大きくなります。ですから、それをしてもいい「時間・場所・場合（TPO）」や「相手」を教えていただきたいと思います。

家の外では、チューや抱っこを誰にでも求めることはよくないこと。「家の中で家族となら抱っこしてもいい」など、具体的に教えてあげることも必要です。パブリックスペース、プライベートスペース等の社会のルールを教えることも必要です。

「障害」という言葉について

「障害」の字は、「障がい」や「障碍」と書かれることがあります。地方自治体によってもその表記方法が違っていたりします。ちなみにＮＨＫは「害」の字を使っています。

では、この「害」というのは、誰にとっての害なのでしょうか。当事者から見た社会に対してのものなのか、あるいは定型発達の人たちから見た当事者に対してのものなのか。

発達障害の子どもの中には、「絵」や「音楽」などの分野で高度な能力を発揮する子も存在し、彼らは「ギフテッド」や「サヴァン」などと呼ばれています。彼らのように、視覚や聴覚、嗅覚、触覚といった感覚が秀でている例もあれば、逆にうまく働かない例もあり、「才能」というのはまさに「表裏一体」「紙一重」だと思います。

一般的に認められる才能とは、社会的評価を得られるクリエイティブな活動である必要があります。しかも、そういう視点や評価というのは、社会情勢や環境、その時代の価値観などによっても結構移ろいやすいものではないかと思います。

数十年前は、「性同一性障害」は「おかま」だの「ゲイ」だの、マイナスなイメージが大きかったのですが、今ではジェンダー教育が盛んになり、すっかり世の中に認められるようになりました。

また、性同一性障害の人の中にはとても多才な方もいます。そんな彼らがＴＶなどに出ることによって「才能」を評価され、社会に認められるきっかけにもなりました。現在では、同性婚も個性として社会的に認められるようになりました。

では、性同一性障害の何かが変わったのでしょうか。当事者は何も変わっていません。変わったのは社会の評価のほうです。もちろん、それには長い時間と当事者たちの努力があったわけですが、いずれにせよ、世の中の評価というのは移ろいやすいもののようで、何かのきっかけから発達障害に対する評価が変わる可能性も否定できません。表面的な「害」という字面に振りまわされず、本質を見ていただきたいと思います。

ルール22

社会の評価は変化する。何にとっての害なのかを考える

発達障害の子の「自己肯定感」について

前項にも通じることですが、発達障害の人の中には「自己肯定感」の低い人が多く見受けられます。自己肯定感とは、「自分は大切な存在だ」と認められる感情のことです。自己肯定感が低くなる理由のひとつとして、「学校」という場での評価が挙げられます。

学校では、周囲との比較が評価になります。そもそも発達障害というのは病気ではなく社会から見て生産性が低いという状態に対しての評価です。自己評価が高いという場合には、本人は意識していなくても、周囲からは「傲慢《ごうまん》」に見えてしまうかもしれません。すると、周囲の理解を得るのがますます難しくなります。

逆に自己評価が低くなり過ぎると、社会との距離ができてしまい、反社会的な行動につながりやすくなります。そうなると、二次障害から他害、自傷、物損などの問題行動に結びつくリスクが高くなるのです。

そういう意味で、自己評価と社会的評価のバランスはとても大事です。自己評価が低いと、自己肯定感も低くなりやすく、逆に高すぎると周囲からは理解が得られず支援を受けにくくなります。どちらも上げすぎない、そして下げすぎないバランスが大切だと考えます。

社会的評価が低く、自己評価が低い場合でも、自己肯定感を下げすぎないようにするためには、やはりご家族の協力が不可欠です。

お子さんの「能力」（ここでいう社会的評価）ではなく、お子さんの「存在」自体を家族が喜んでいると認めることで自己肯定感を育むことはできます。さらに、思春期に入る前にそれができていることがとても重要だと感じています。無条件に自分のことを「必要」としてくれる人、自分への「愛」を持ってくれる大人がそばにいることがとても大切だと思います。

発達障害の女の子たちを見てきた経験から、いっときは対応を間違えたとしても、養育者がしっかりと子どものほうを向いているのであれば、関係性をよい方向へ変えていけると感じています。

ルール23

家族の理解が本人の自己肯定感を高める

人間の成長には「不自由さ」も必要

社会的評価というと、「生産性」を基準に判断されることが多いと思います。しかし、生産性やその数値だけで物事の重要性や価値を考えてしまうと、「障害者はいなくていい」という極端に偏った思考に陥《おちい》ってしまいます。

人間というのは、不自由さやつらさ、苦しいところからしか成長しないようにできていて、それを克服し改善していくことで発展してきた歴史があります。もし、「障害者は必要ない」とするなら、科学も医療も現在のように発展してはいなかったのではないでしょうか。

近年、ソーシャルビジネスは著しい伸びを見せています。障害者が暮らしやすいように支援するツールの開発や科学研究などでビジネスを展開する企業も増えました。今後ＡＩのさらなる開発が進めば、想像を超える人口知能（外脳）が開発されるかもしれません。すると、障害者の未知なる才能が発掘される可能性もあるでしょう。薬や治療も同様です。そういう視点に立てば、障害者も「社会に貢献している」といえるのではないかと思います。

すべての物事に答えを求めるのは人間の性《さが》かもしれません。すべてを「何とかできる」と考えてしまうのは傲慢ですが、答えを探そうとすらしないのは怠慢ではないかと思います。

障害者の親は、「なぜわが子がこのように生まれてきたのか」とか、「どうしたら安心して先に死ねるのか」といったことをずっと考え続けています。一方の本人は、社会で生きていかなければいけないのに受け入れてもらえないつらさを感じ、自分の力ではどうしようもないと感じている人は多くいます。そして、彼らを支える存在の支援者に対して暴力をふるうこともあります。そうされても文句がいえない現場の過酷さから、支援者は残念ながらその数を減らしているのが現状です。社会の理解がまだまだ低いと肌で感じています。

多くの人が幸せに暮らせる社会を実現するために、社会的な弱者である彼らも安心して暮らせるよう、より多くの企業や研究機関が積極的にこの問題に関わり、ともに解決の道を探ってほしいと願っています。

ルール24

障害者を受け入れられる社会にこそ未来がある

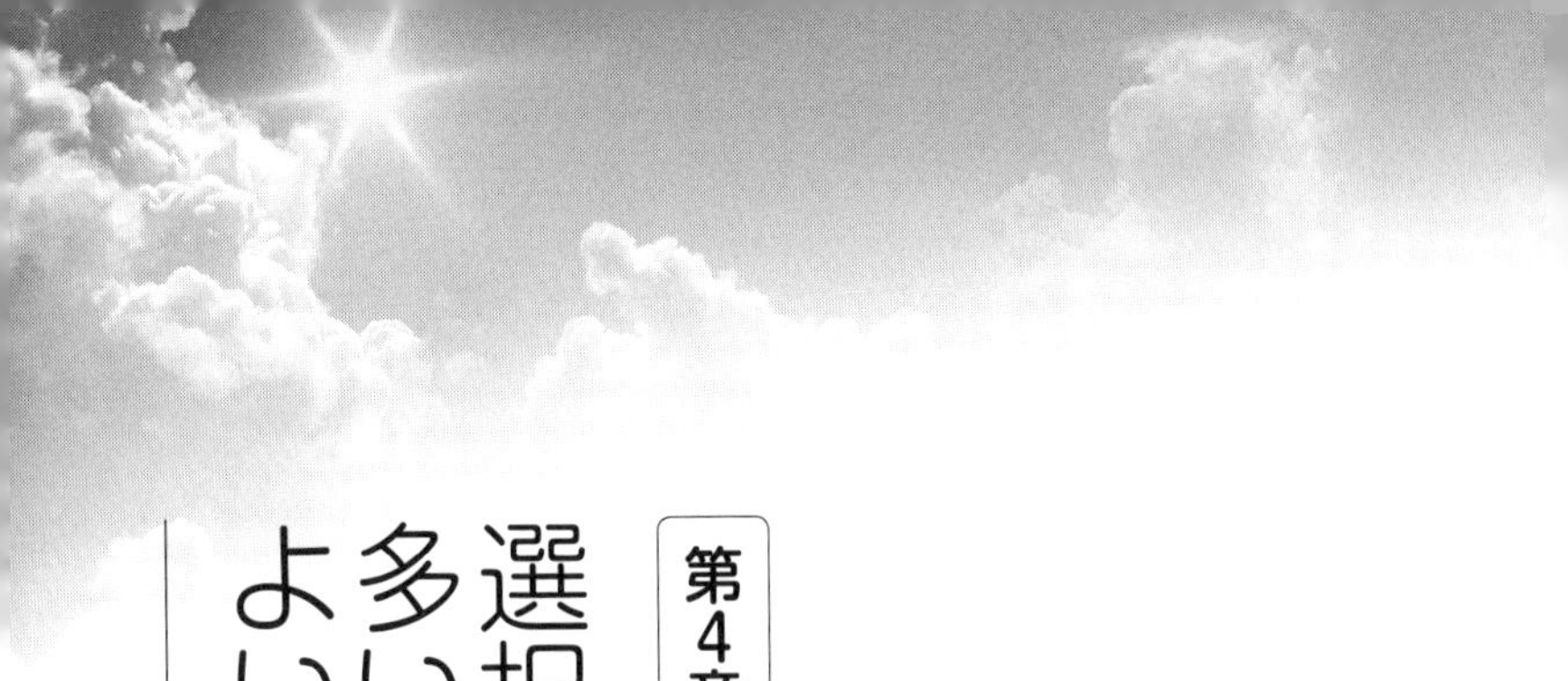

第4章

選択肢が多いほどよい学校選び

――健やかな生活を送るために

学校はどうやって決めたらよいか

「どの学校がよいか」は、保護者からよく受ける質問です。特別支援学校、特別支援学級、普通級のどこに所属するのがよいのか、頭を悩ませる親は少なくないことでしょう。境界域、グレーゾーンやボーダーといわれるＩＱ90～70あたりのお子さんや、ＩＱは高いけれど認知に偏りがあったり不適切行動が目立ったりする場合には、親もかなり迷うはずです。

私立の学校でない限り、校長や担任の先生が変わることがあり、その先生の考え方で支援の質と量が変わってしまうことがあります。

保護者が期待することのひとつに、子どもを普通級に入れるといろいろな子と接する機会が増え、コミュニケーション能力が伸びるのではないかと考える人がいます。しかし、今の学校教育のシステムでは、残念ながらその効果はあまり期待されないほうが賢明です。

そもそも学校のプログラムは定型発達の子どもが集団で学ぶことを前提に作られています。学校は、まわりの子どもたち同士が比較されながら成長する場所です。定型発達の子が切磋琢磨する場所で、支援者の媒介なしに集団生活の中でコミュニケーション能力が向上するかというと、残念ながら答えは「NO」です。

発達障害の子は、その特性に合わせた丁寧な関わりが必要です。大人でも関わり方や支援方法が難しいといわれる人が多いのに、子どもたちに支援を求めるのは酷《こく》です。まずは家族からの支援がどれほど可能なのかを考えることが現実的です。

インクルージョン教育の現状

最近注目の「インクルージョン教育」とは、初等教育や中等教育で定型発達の子と発達障害の子がともに学ぶことをいいますが、現実には課題が多くあるようです。

たとえば、子ども同士のトラブルは授業中ではなく、大人が介在しない休み時間や登下校、学童の時間に多く起こります。発達障害の子は、休み時間や自由時間をうまく過ごすのが苦手で、自分で考えて行動することが難しいため、こうした時間には何をしてよいかわからず不安になってしまい、落ちつきをなくしたり奇異な行動や発言をしたりする子が少なくないのです。このように大人の目が充分に行き届かない、つまり支援体制や人手の問題がひとつとして挙げられます。

さらに支援の質にも問題があります。自閉スペクトラム症の特性として、「社会的コミュニケーション」、「限定的な行動・興味・反復行動」のふたつが苦手ということがあります。学校教育は、定型発達を基準に考えられているので、このふたつの苦手を持つ発達障害の子が支援なしに学校生活を送ることが難しくなっています。

しかも、教師は多忙で、休み時間やお弁当の時間など、教師の目がずっとあるわけではありません。授業中は一般的に30人ほどのクラスを教師がひとりで見ているわけですから、その中で発達障害の個別対応は物理的に無理があるように思います。

一人ひとりに合わせた丁寧な教育を行えない状況で、発達障害の子を受け入れる体制が整っているとはとてもいえず、インクルージョン教育を行う条件が整っていないのです。教師たちも、もともと定型発達の子どもたちへのアプローチをおもに学んできているため、現場でとても苦労されて気の毒に思うことがあります。

こうした現状にもかかわらず、保護者はつい自分の子どものことを理解してもらおうと、発達障害の本や資料などを学校に持ち込みがちです。しかし、障害児教育に興味を持って学ぼうとしている先生を別にすれば、多くの先生は日々の業務に追われており、生活の中で日常に追われている保護者と同じような状況なのです。

ですから、単に本や資料を持ち込んだり、「○○してください」という要望ばかり伝えるのではなく、「こうすると授業運営が楽になるのでは?」と、先生が得をする内容をA4用紙一枚程度にまとめると興味を持ってもらえると思います。さらに、挿絵やストーリー仕立てにするなど、先生が思わず読んでしまうような「読ませる工夫」も必要です。

学校サイドからすると、「保護者のわがまま」と捉えられても仕方がない状況にはあるわけです。どうしても見てもらいたい、検討をしていただきたいという場合には、医師からの診断書を提示するなどの方法で合理的配慮を求めるとよいかもしれません。

ただし、人為的・金銭的に負担がかかる要望については、聞いていただけないこともあると理解しておきましょう。

なぜ学校に行かせるのか?

保護者も先生も同じ「人」です。「先生だから」と過度の期待を寄せるのは酷というものです。ソーシャル・インクルージョンの実現をめざすことはとても意義があり、必要なことではありますが、現在の学校システムでそれを行うのは、現場の負担が大きすぎて無理があるというのが正直なところです。

では、学校に適応できない場合はどうしたらよいのでしょう。不登校という選択も悪くはないと思います。しかし、ずっと家にこもっていては社会への理解も広がりませんし、経験値も上がりません。以前に比べれば少しずつではありますが、フリースクールやデイサービスといった施設も増えてきました。そうした施設を上手に利用しながら、お子さんの世界を広げてあげるようにしたいものです。

ここであらためて、学校を選ぶときに大切な視点について考えてみましょう。学校に行かせる「目的」とは何か、そのときの「条件」にはどんなことがあるのかを踏まえて、学校を選ぶ必要があります。学校に行かせる目的は何でしょう。以下の条件について検討し、ご家庭の目的に合わせて学校を選んでいただきたいと思います。

1．保護者が通いやすいこと

学校ではさまざまなトラブルに巻き込まれる可能性があります。問題が起きやすいシチュエーションは、登下校時、教師が教室にいない休み時間に多く、保護者が付き添うことも多いです。また、送迎なども判断材料にするとよいと思います。歩いて行けるのか、自転車を使うのか、駅から近いのか、車を使う場合利用できる駐車場があるかなどを考慮します。さ

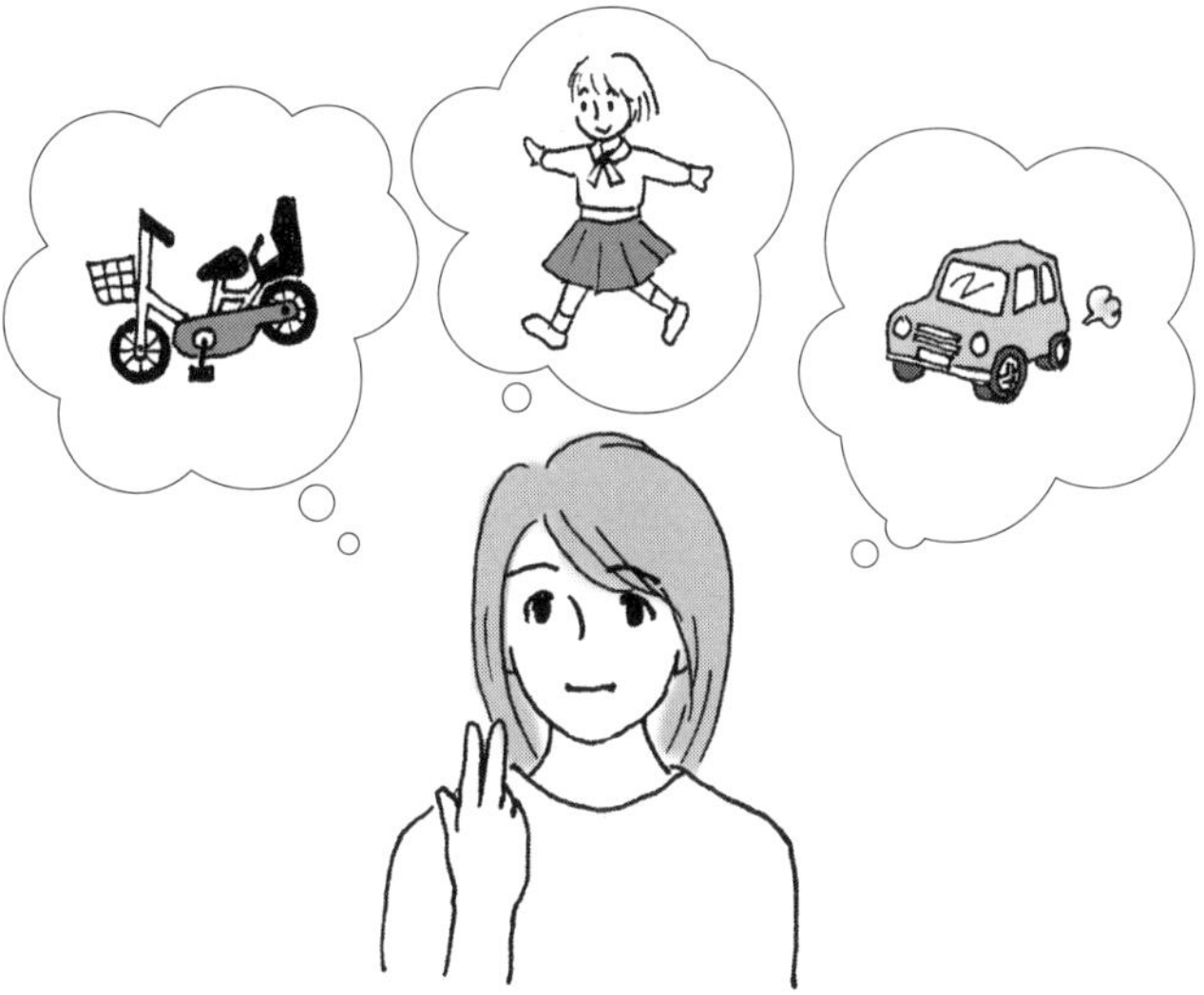

らに、時間や労力、経済的なことも考えて、私立か公立か、フリースクールがいいのかなどを決める必要があります。

2. 保護者が活動的か

地域の学校と特別支援学校、条件的にはどちらもさして変わらないという場合に考慮したいのが、保護者自身が活動的なタイプかどうかです。

特別支援学校では、先生や先輩保護者たちが障害者に関する情報をたくさん持っています。就労やグループホーム等の支援情報が自分のところにも入ってきやすいという特徴があります。

一方、地域の学校ではそうした情報が多くはないので、保護者は自ら必要な情報を集めなくてはなりません。情報もそこらに転がっているわけではないので、誰に聞いたらどんな情報が手に入るのかなどを調べる必要があります。

3. 子どもに合っていること

学校は集団生活の場です。さまざまな情報に触れることになるので、お子さんの身体機能や生活年齢、発達年齢を考えて、生理的に我慢を強《し》いることにならないかどうかを考える必要があります。疲れるばかりで理解できない、間違ってばかりでうまくいかないなど、過剰な情報量に接して許容量がオーバーしてしまい、その結果、成功体験や達成感を築きにくいという面もあります。また、多すぎる情報に、自分が攻撃を受けているという気になることさえあります。

4. 校舎の造り

発達障害のため「身体図式」が確立していない子どもがいます。身体図式というのは、無意識に作られる身体の動きのプロセス、外の世界に対して自分の身体を正確に動かすために必要な感覚情報です。

優先順位		通常級		支援級		特別支援学校		私立の選択肢	
		親	子	親	子	親	子	親	子
1	通いやすさ								
2	活動的か（情報）								
3	子どもに合う（支援・配慮）								
4	校舎の造りや立地など								

客観的に評価をして見極めます

普通の学校の中には、階段に踊り場がない場合がありま す。反応の鈍いお子さんの場合、階段から落ちたときに咄嗟《とっさ》に手が出ず、防御の姿勢がとれなくて大きなケガをしてしまうことがあります。また、子ども同士でふざけ合った拍子にケガをしてしまう可能性もあるでしょう。

休み時間は先生が見ていてくれません。何かあった場合、ケガをするのはわが子です。学校の責任は問えるかもしれませんが、それですべてが解決できるわけではありません。

実際に学校に通ってみると、同じ学年にどんなお子さんがいるかで状況は変わります。評判がよいから入学したのに、校長先生が変わって支援が減らされたという例もあります。そうした場合、申し入れても学校の支援が改善されないようであれば、転校することも選択肢として考えておく必要があります。

反対に、支援学校の場合には、保護者が適切だと考えていても、学校側や行政から転校を勧められるケースがあります。「特別支援学級↑特別支援学校」、「特別支援学級↓特別支援学校」など、学校側の都合や自治体のシステムによってもさまざまです。

当たり前のことですが、学校は子ども一人ひとりの都合に合わせてはくれないということを理解しておきましょう。

ルール25

学校では育みにくい「大切にされること」

コラム

女の子は学ぶことが多い

発達障害の女の子は、人数自体が少ないため、男の子と同じような支援をされることが多いです。なかでも、視覚から情報を得る発達障害の子は、周囲の振る舞いや行動を見て真似をすることが多いため、男の子の使う表現や問題行動を身につけてしまうことがあります。すると、「女の子なのに……」と思われてしまう。一旦身についてしまうと、その情報を書き換えるのが難しい子たちなのです。

別に差別する意図はありませんが、女の子の場合には「命に影響する」ことがあると知っておいてほしいのです。想像してみてください。男の子が足を広げていても注意をする人はいませんね。でもそれが女の子だったら？

言葉についても、彼女たちは助詞「てにをは」を使うのが苦手で、単語だけで会話を済ませることが多く、とても口調がきつく聞こえて悪印象を持たれてしまいがちです。すると、女の子同士の会話に入れてもらえずに仲間外れにされ、寂しい思いをすることもあります。女の子には、思春期までに学んでおきたいことがたくさんあるのです。

子どもの成績に振りまわされないで

テストや成績を気にする保護者からの相談をよく受けます。「うちの子は漢字が……」などと心配を口にされるのですが、じつはそれ以前の問題として、認知面の発達が漢字を学ぶまでに育っているのかどうかを把握していないことが多いように思います。

学校の学習指導要綱は、もともと定型発達の子ども向けに作られています。認知面での発達が充分でなければ、身につけることはなかなか難しくなります。低学年のうちは認知面の発達が遅れていても課題が少ないため、「できている」と思いがちですが、じつは周囲を見て真似をしていたり、答えを丸暗記していたりする場合があります。

保護者からお話を伺ってみると、お母さんの多くが自分の社会的評価を子どもの成績に置き換えて考えているようです。おかしな話だと思うかもしれませんが、お母さんはいつも一緒に生活している子どもやご主人が社会から受ける評価を、そのまま自分に対する評価だと考えてしまいがちです。

特に子どもの「学校の成績」を、そのまま自分の社会的評価につなげてしまいます。お母

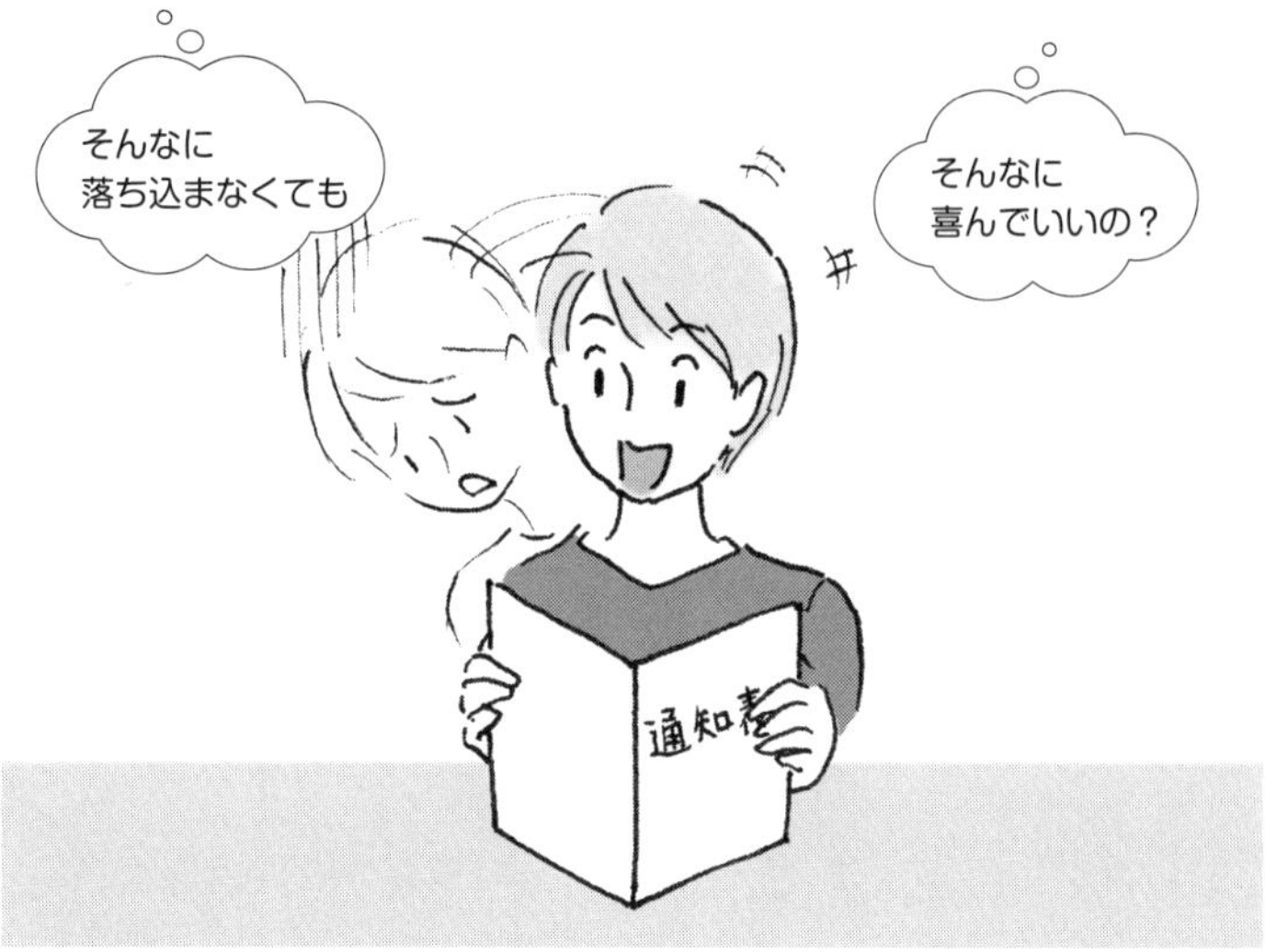
そんなに
落ち込まなくても
そんなに
喜んでいいの？
通知表

さんの世界は、おもに「学校」と「家庭」というふたつで構成されていて、そのどちらにも子どもの存在が大きく関わります。保護者自身の承認欲求を、子どもの通知表に求めてしまうのです。

本来、個人の評価は本人が学ぶことで周囲からなされるものです。お父さんは会社での功績が評価として「お給料」という形で反映されています。しかし、お母さんは社会的評価を得られる部分が少ないため、子どもの成績や学校での振る舞いが「自分の役割」として評価されると考えてしまう方もいるようです。

特に通知表はわかりやすい評価対象です。定型発達の子の学習スピードを基準にした通知表に一喜一憂して自分の評価を委ねてしまうことは、本来の自分の評価基準とは異なります。

子どもの通知表は子どものもの、お母さんの評価ではありません。学校の成績や通知表に振りまわされず、自分の評価は自分が学ぶことで上げてほしい。

「○○ちゃんのお母さん凄いね」といわれるほうが、わが子へのプラスの影響は大きいと思いませんか？

ルール
26
上げたいのは子どもの成績よりも自己評価

友だちは絶対に必要ですか？

『一年生になったら』という唱歌がありますね。皆さんも、「一年生になったら、友だち100人できるかな」と歌った記憶があると思います。保護者の希望のひとつが、わが子を理解してくれる「友だち」の存在で、発達障害を持つ子の親もそれは同じです。「友だちとうまくコミュニケーションが取れるようになってほしい」と、保護者は必ずいいます。しかし、それができないのが発達障害です。残念ながら、「全盲の人に見えるようになってほしい」というのと同じくらいの無理難題だと思います。

そもそも「友だち」って何でしょう。友だちとは、「同等の相手として交遊できる人」のことといってよいかと思います。

社会では、ある程度の基本的なルールをもとにした共通意識があって、それに準じることによって「同等」という概念が生まれます。ということは、共通のルールの下で活動できない場合には「同等」にはならないということです。つまり、「共通意識が育っていないと友だちという関係は成り立たたない」のです。

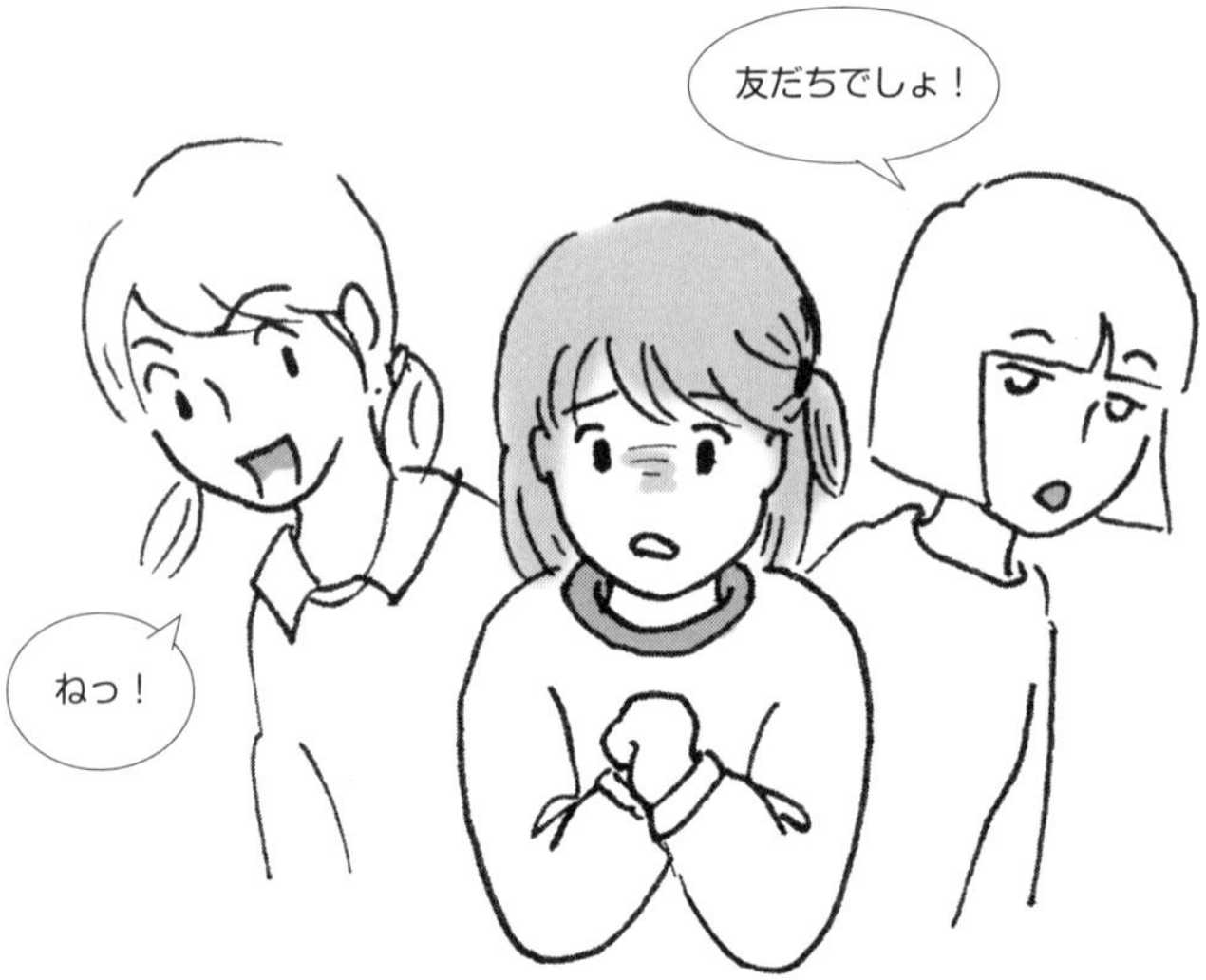

親としては、「１００人なんていわない、ひとりでいいから友だちがほしい」と思うし、実際にそれを望みます。でも、厳しい言い方になってしまうかもしれませんが、発達障害のお子さんの場合は「友だち」という幻想を持つことはあきらめたほうがいいと思うのです。実際、発達障害の子にとって「友だち」がトラブルのもとになることが多いのです。

親が友だちの存在を望むこともあり、子どものほうも「友だちがいるのはいいことだ」と思い、「友だちを作らなきゃ」と努力します。しかし、発達障害の子はどうしても的外れな発言が多く、周囲から浮いてしまいがちです。コミュニケーションが苦手な彼らは、「友だち関係」ではなく「上下関係」になってしまい、利用されたりいじめられたりすることもあります。

「友だちやめるよ！」などといわれて、彼らのいうことを聞くように強要されたり、「友だちでしょ、だったらやってよ！」などと、「友だち」という言葉を逆手に取られたりしてしまいます。それなのに、親からは「仲良くしなさい」なんていわれたら、彼らはどうしたらよいかわからなくなってしまいます。

「してほしい人」ばかりが集まる現実

それでも、「発達障害の子ども同士なら友だちとして適当ではないか」と思われるかもしれません。しかし、そもそもコミュニケーションが難しい子どもたちです。女の子の数も少ないし、ほとんど難しいと考えていいでしょう。

「わが子のことを理解してくれる優しい友だちがほしい」と保護者の皆さんは考えます。それと同時に、「うちの子は障害があるから少し大目に見てほしい」とも思っているはずです。そう思っているのは、じつは自分だけではありません。発達障害を持つ子どもの親すべてがそう思っているのです。

では、「ほかの子を理解してあげよう、大目に見てあげよう」と思って支援級や支援学校に入ってくる人がいるでしょうか。おそらくいないはずです。つまり、みんなが「してほしい人」なのです。

「理解してくれる優しい子」というのは、「友だち」ではなく、じつは「都合のいい子」ではないでしょうか。どの親も、わが子を都合よく使われたくはありません。そのことを意識しておかないと、最初は子ども同士のトラブルだったのが、次第にエスカレートして親同士のトラブルに発展したときに大変な苦労をすることになります。なぜなら、被害者も加害者も「理解してほしい人」だからです。どちらも理解してくれるまであきらめることができないため、それが傷を深くしてしまうのです。

絶対に友だちは必要でしょうか。それよりも大切なのは、周囲で見守ってくれる、理解し合える大人の存在ではないでしょうか。

ルール27 トラブルのきっかけはいつも「お友だち」

友だちではなく仲間を作ろう

「友だち」を作るのは難しいです。たとえば、女の子の友だち同士のあいだで交わされる「ガールズトーク」について考えてみればよくわかります。

さりげない言葉の裏にある「含み」を読み取らなければなりませんし、噂話や愚痴《ぐち》にうまいこと調子を合わせて適度な相槌を打ち、あまり深くないところで意見をいうなど、場の雰囲気を保ちつつ、円滑な会話を長く続けるためのコミュニケーションスキルが必要です。それは一般の男性にも難しいことだと思います。発達障害の子どもにそこまでの能力を求めるのは無理なことでしょう。

確かに「友だち」を作るのは難しい。でも「仲間」だったら作ることができます。発達障害を持っていても、共通の目的や行動によって「仲間意識」を育むことが可能だからです。同じ目的を持つ誰かと一緒に、定期的に行動してその目的を達成することで、仲間意識を育むことができるのです。

それを簡単な図にすると次のようになります。友だちの場合は、お互いに対して意識や関

友だちと仲間の違い

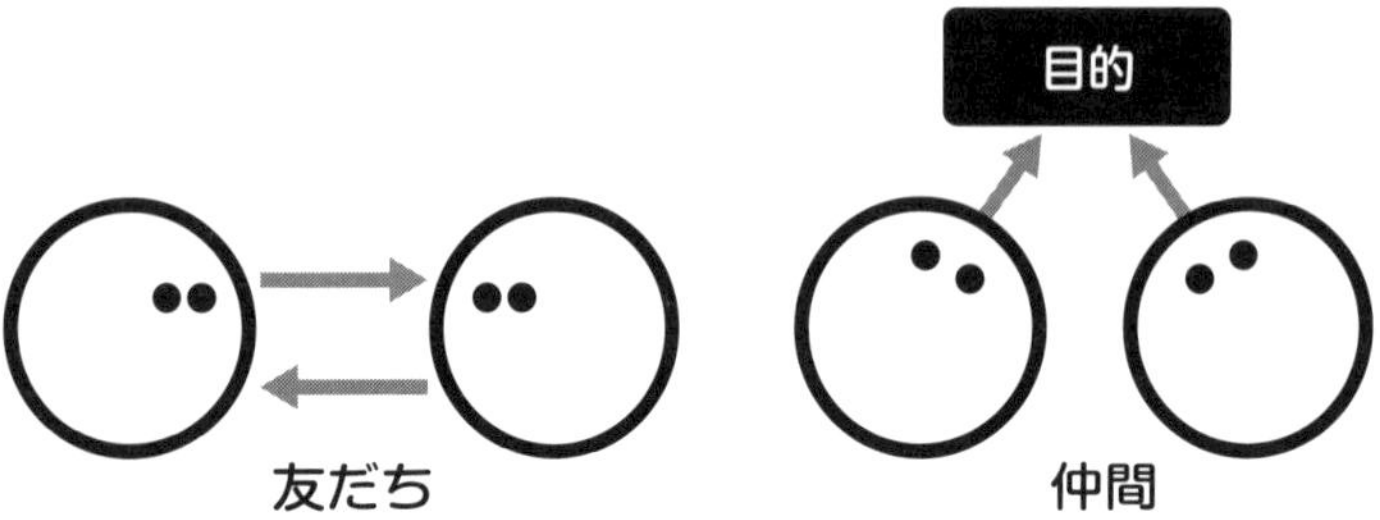

心のベクトルが向かいます。一方、仲間の場合は、意識のベクトルをお互いに向けるのではなく「目的」とする何かに対して、それぞれがベクトルを向けるわけです。これであれば、人数が増えても煩雑《はんざつ》になることはありません。

私が主宰する「放課後等デイサービスLuce（ルーチェ）」では、子どもたちがヒップホップのダンスチームを組んでいます。10人ほどの人数ですが、一人ひとりにダンスのパートを与えて、フォーメーションを組み合わせることで、ひとつの作品へと仕上げます。

彼女たちは、個人個人でコミュニケーションを取ることは苦手でも、他のメンバーを見て自分の動きを判断したり、順番を予測して動いたりというふうに、お互いが影響し合うことを学んでいきます。そうすると、他のメンバーが休んだときに、「先生、今日○○ちゃんどうしたの？」などと、それまでは他者を気にしていなかった子が気にかけるようになっていきます。

自分たち同士で会話を弾ませることはなかなか難しいのですが、大人を挟んでお互いを気づかうことや認めることができるようになるわけです。発表会でダンスのパフォーマンス演じ切るという同じ目的意識を持って練習に励むことで、仲間意識が生まれてきます。大きなステージで300人の観客の前で見事に踊り切ったときの彼女たちの集中力の高さに、私たち支援者はおおいに驚かされました。

このように、学校外で仲介者が入り、共通の活動を通して仲間を作ることはとても大切だと感じています。

ルール 28
みんな誰かのインフルエンサー

うちの子に一番合う教材は何？

発達障害の子どもの療育の件で、私は支援者の方から相談を受けることがあります。学校や療育園の先生など、最近は保護者に加え、相談支援事業所の方々からも相談を受けることが多くなりました。

そのときに、「教材はどんなものを使ってますか？」とよく尋ねられます。しかし、一般論的な答えはあるものの、実際には一人ひとりに合う教材を用意する必要があるため、その質問に答えるのはとても難しいのです。

たとえば、「数は数えられるけど足し算ができない」という子どもの場合、「どんなプリントだったら足し算できるようになりますか？」と尋ねられても答えは一様ではありません。なぜなら、教える側が「なぜ足し算ができないのか」を理解していなければ、どんな自立課題（プリント）を与えてもあまり意味がないからです。「なぜできないのか」「どこでつまずいているのか」を知ることが先決です。

つまずいている部分を見つけたら、「その学習に対して充分に発育成長しているのかどう

液量保存の法則

「どっちのコップのジュースが多いかな？」

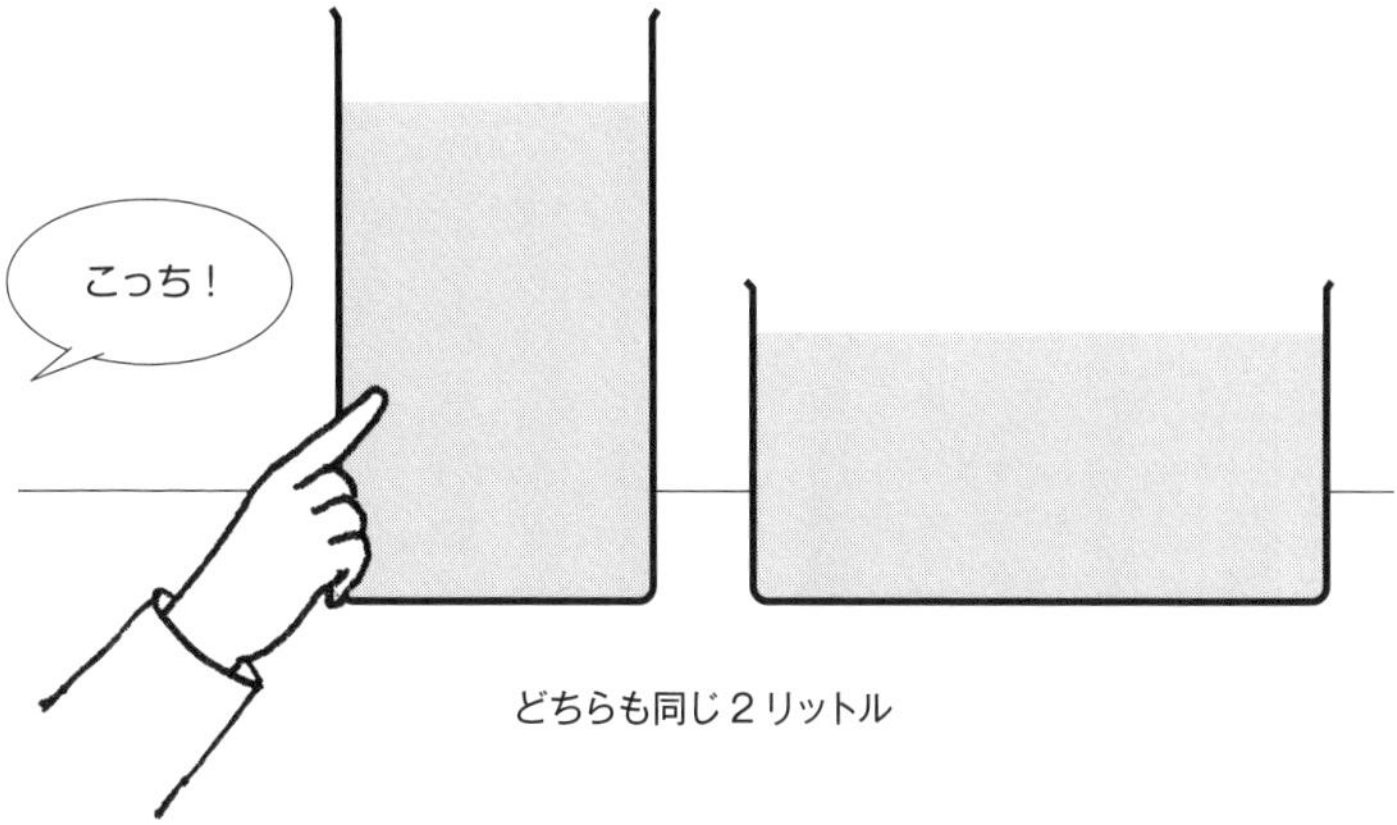

どちらも同じ２リットル

か」、それとも「理解が追いついていないだけなのか」を知る必要があります。そうやって初めて必要な教材がわかるようになるのです。一番重要なのは、教材ではなく教える側の観察力だということです。

ピアジェの認知発達理論（22ページの図を参照）では、定型発達の子どもの場合、「液量保存の法則」が理解できるようになる「具体的操作期」（小学校1年頃）が、算数などの数の操作ができるようになるとされています。しかし、発達障害の子どもの場合、その時期になっても心理発達が「前操作期」にいるなどして、認知発達が未熟な場合があるのです。

「数を数えられる」のと「数の量を理解している」のとでは、数への理解度が大きく異なります。数を操作できるようになるには、後者である必要があります。

定型発達の子どもは、5歳ぐらいで「5の合成」が理解できるようになります。自分の指を使って合成の練習ができるからです。ところが、発達障害の子どもの場合は、自分の身体を無意識下で動かせるようになっていない（「身体図式」が整っていない）ため、自分の指と数をイメージとしてつなげることが難しく、できるようにするには、指を使って一緒に遊んであげることです。すると、この場合の「教材」は、自分の指、つまり身体ということになるわけです。

子どもに合う教材を作る

まずは、お子さんの概念形成がどこまで進んでいるのか、学習に向うだけの発達段階にあるのかどうかを把握することが重要です。

学校に入学すると、授業の内容についていけるのかに目が行きがちです。それよりも、子どもの成長段階に合った教材を用意できるかどうかのほうが大切だと思います。発達段階が追いついていないときにどんな教材を使っても、できるようになることはまずないからです。

また、発達障害のお子さんの場合、市販の教材のすべてを使えるわけではありません。部

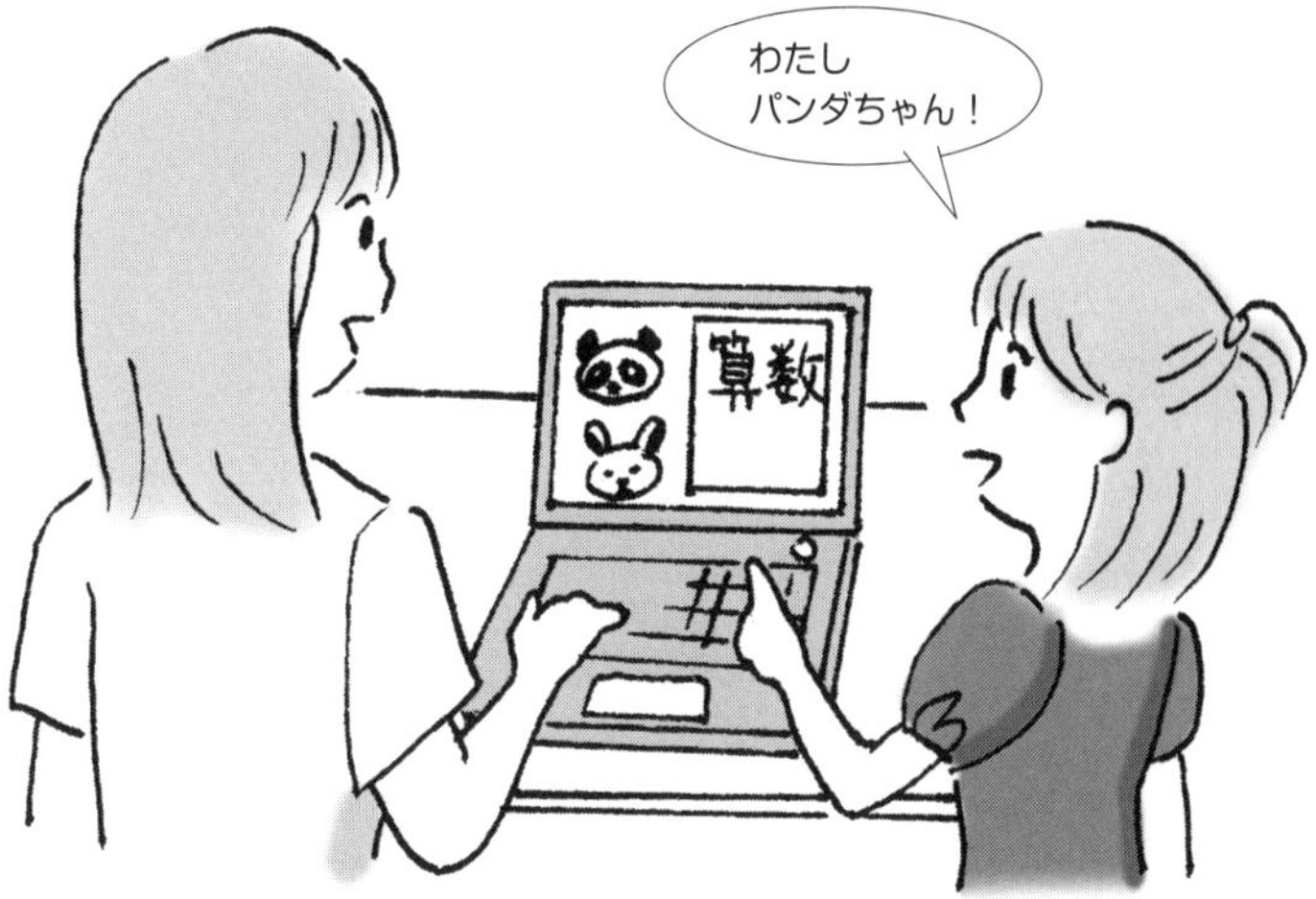

分的に必要だったり、せっかく買ったのにそのままでは使えないといったことがよくあります。
要するに、教材はその子に合わせてカスタマイズする必要があるということです。現在は支援用アプリや無料素材などがたくさんあるので、ＰＣ（パソコン）などを使ってご自身で作られることをお勧めします。
ＰＣなどが苦手だという保護者の方もいると思います。しかし、今後生きていく上でご自身もお子さんもＰＣやネットスキルは絶対に必要になってきます。たとえば、書字が苦手な子の場合には、文書作成にＰＣを使ったほうがずっと便利です。一番身近にいる保護者がネットやＰＣを使えることは、彼女たちの生活を広げることに必ず役立ちます。

教材を自分で作るのは大変だと思われるかもしれません。でも、一番効率よく学ぶことができますし、結局経済的にも負担が少なくて「お得」だったりするのです。

ＰＣを使いこなせれば療育の幅が広がり、将来的にも必要なスキルが身につき、時間や労力の削減にもつながります。お子さんと一緒に好きなキャラクターなどで教材を作ると楽しいですし、興味も持ちやすいので反応もよいと思います。ぜひお試しください。

ルール29

一番よいのはお母さんの手作り教材！

第5章

女の子に必要な「学び」

――思春期と性教育

性教育のスタート前に教えておきたいこと

性教育は学校で教わるべきものだと考えている保護者は多いと思います。しかし、日常生活には性教育の基礎になる大切なことがあふれています。女性にとっての「性教育」は「生きる教育」です。幼いうちから情報の基盤を作っていきましょう。

まずは、「自分は大切な存在である」ということを認識させる必要があり、そのためには、「大切にすること、されること」とはどういうことなのかを教えます。発達障害の女の子は、メタ認知（もうひとりの自分による客観視）やイメージ力が弱いため、自分と他者との関係性を意識しづらいからです。

保護者にしても、自分の子どもを大切にするのは当たり前で、それでいて、「大切にする」ということを意識的に考えている方は少ないと思います。もともと認知に偏りを持つ子どもですから、「大切にすること、されること」を周囲の大人が意識して伝える必要があります。結局、一緒に生活している大人が子どもとの生活をどう考え、どのような価値観を持っているかが、彼女たちの成長へ少なからず影響を及ぼすということです。

まずは子どもに安心感を与える

性教育の話を始める前に、ご家庭の中で保護者の皆さんに気をつけていただきたいことがあります。それは、「お子さんとの約束を守ること」と、「基本的な生活習慣を教える」ということです。

当たり前ですが、子どもとの約束はできるだけ守るよう心がけてほしいです。親に約束を守ってもらえれば自分が大切にされていることにつながり、安心感を得ることができます。

もし守れなかったときには、どうやって誠意を示したらよいかを教えると考えてください。「子どもなんだから我慢しなさい！」では、子どもは納得ができません。守れなかった理由をきちんとわかるように説明し、お子さんが納得できるようにしてあげましょう。

さらに「ペナルティ」の約束を守ること、守らせることも重要です。「責任をとる」とはどういうことかを教えることにつながります。

なお、お子さんへのペナルティとして、「今度約束を破ったら出て行きなさい！」といった「脅《おど》し」はお勧めできません。実際に約束を破っても、親としては追い出すことができませんし、本当に出て行かれたら親が困ります。「ゲームを1週間禁止する」、「庭掃除などの

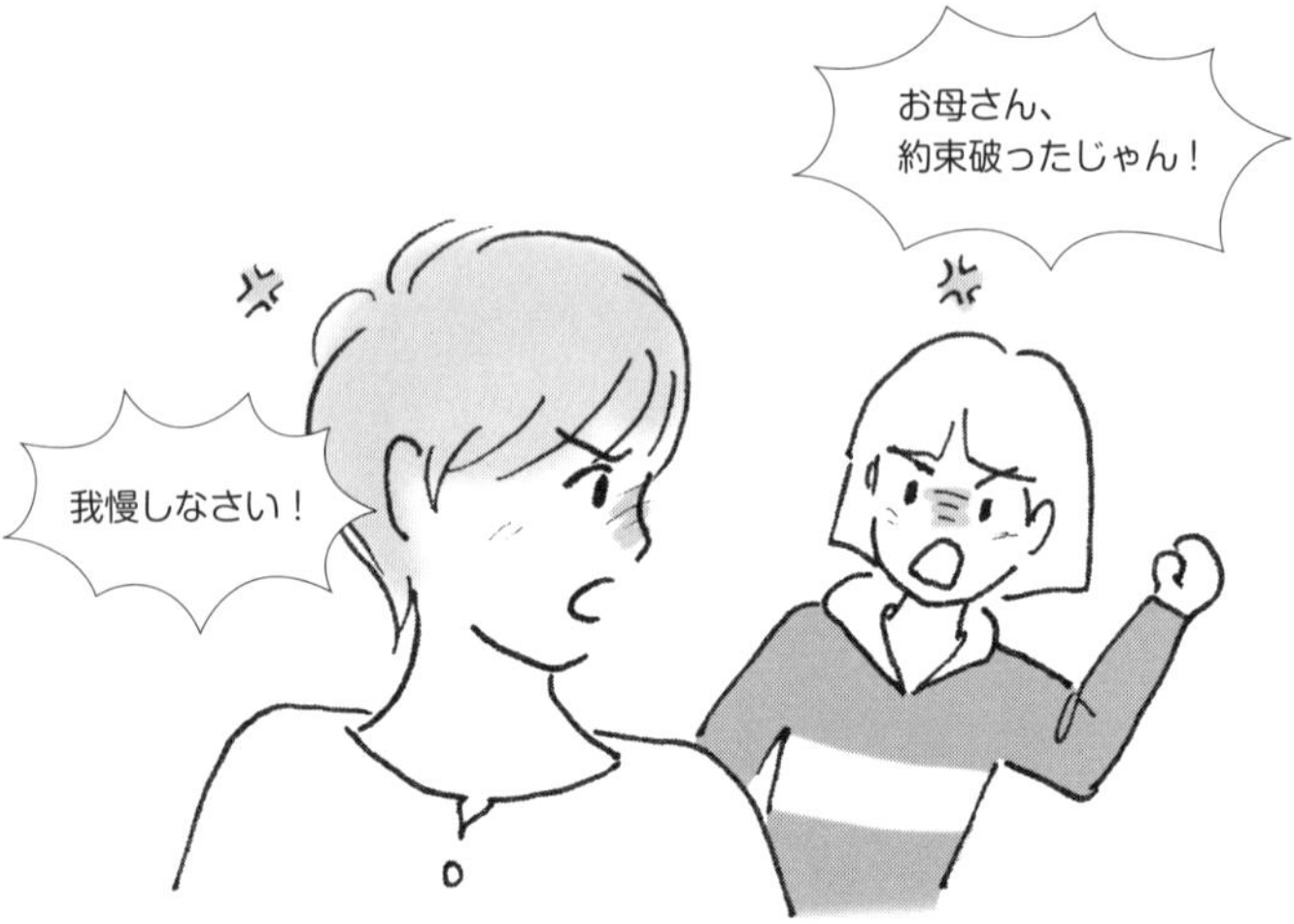

仕事を与えて1週間やらせる」といった、親が困らない内容にするとよいと思います。
約束を守ることは、社会のルールを守ることにつながります。「約束は守ること」と理解させたあと、社会のルールを守ることを教えましょう。

「大切にされる」を確認する

私は女の子たちにこんな質問をして、彼女たちが「大切にされているか」を確認しています。「自分を大切にしてくれている人は誰か」、「どんなときにそれを感じるか」、「保護者は自分たちにどんなことをしてくれるか」、「同じ家で生活している大人は安心できる人か」、「自分を守ってくれる人は、どんなふうに守ってくれるのか」――などです。

一つひとつ質問しながら確認していくと、「大切にされる」という意味を理解していなかったり、「そんなふうに思っていたのか⁉」とビックリさせられることがあります。

何人かで一緒に話を聞くと、自分が家族に大切にされていることがわかると同時に、自分の隣にいる子も誰かに大切にされている人だということがわかります。

「自分は大切にされているね。あなたの隣にいる人も同じように大切にされているね」そんなふうに話しています。

ルール30

みんな誰かの大切な人だと教えよう！

基本的な生活習慣を整えることから始める

続いて「基本的な生活習慣」です。朝は決まった時間に起きる、トイレに行って用を足す、歯を磨く、ご飯を食べる、着替えをする、送り出してもらう……こんな当たり前の生活習慣の中に、大切な要素がたくさん含まれています。

子どもには、以下の４つをしっかりと教えましょう。保護者の皆さんはちゃんとできているかを確認してあげてください。

1. 清潔

「お風呂には入るのはなぜか」、「誰と入るのか」、「身体はどんな順番で洗うのか」、「髪の毛はどうやって洗うのか」そういうことをちゃんと意識させるようにしましょう。洗顔や歯磨きについても確認してください。

身体のパーツ（部位）の名前がついたカードなどを用意して、洗う順番に並べさせてみると、洗っていない部分や自分の身体なのに気がついていない部分があることがわかります。

特に後ろの部分は忘れやすく、足や膝の裏側、わきの下を意識していない子が結構います。髪の毛は両サイドが洗いにくいので、てっぺんと前だけを認識している（洗っている）子もいます。

意外と気づかないのが自分の「臭い」です。障害者が嫌われる理由のひとつに臭いがあります。嗅覚過敏の人でも、自分の臭いには気がつきにくいものです。お風呂に入り自分の身体を清潔にする、下着を洗濯済みのものに替える、清潔な衣類に着替えるといった習慣は、幼いうちに身につけておく必要があります。小学校の中学年になると、女の子は生理のことも考えて、お子さんに下着を自分で洗う経験をさせるようにお勧めしています。

見た目の清潔さや臭いなど、女の子は男の子よりも高い水準を求められます。特に生理のときの臭いについても教えておく必要があります。制汗スプレーや着替え、下着やパットの取り換えを用意することなども教えてあげましょう。

ところで、皆さんのご家庭では、お子さんは誰とお風呂に入っていますか？　お父さんや男の兄弟と一緒に入っているとしたら、小学校の低学年頃からは別にしたほうがよいでしょう。そのときに、男の子と女の子の身体の違いや、プライベートゾーンの話を一緒にするとよいと思います。なかには「プライベートゾーンを見られることは恥ずかしいこと」と認識

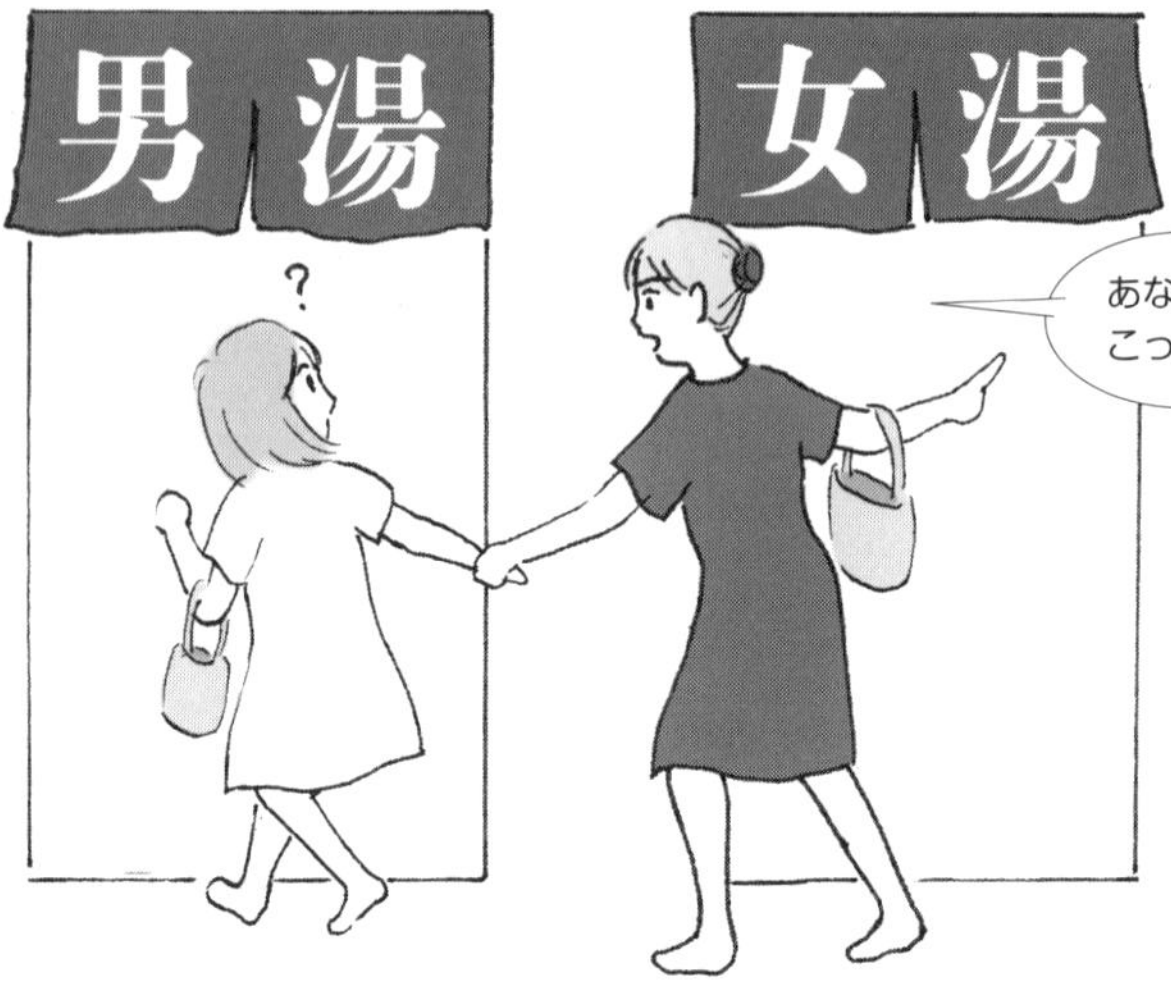

するのが遅い子もいます。ルールとして男女の着替えやお風呂は別だと教えましょう。温泉やスパなどを利用したときに、「男性と女性は別」という社会のルールを教えましょう。

2. 就寝

可能な限り決められた時間に寝る習慣をつけましょう。寝るときには、パジャマや寝巻きなどに着替え、決まった場所で眠ることが大切です。幼いうちは保護者と一緒に寝たり、中学年になると自分の部屋のベッドで寝たりとさまざまですが、決まった場所で「安心して」眠ることを大切にしたいものです。

安心して眠ることはとても重要です。睡眠には、「レム睡眠」と「ノンレム睡眠」という二種類があります。前者は夢を見る浅い睡眠、後者は脳を休める深い睡眠で、定期的に交互に入れ替わっています。ところが、発達障害はこの切り替えがうまくできない場合があります。「目をつむっていられない」とか「寝るときはいきなり落ちるように眠る」といった行動を見せる場合には、睡眠がうまく取れていない場合がありますので、安心して眠れるような工夫が必要になります。

たとえば、触覚的に敏感な子は、着衣や毛布など肌に触れるものを替えることで落ちついて眠れるようになることがあります。睡眠の異常が日常生活に影響する場合には、お薬を使って睡眠を安定させることが必要な場合もあります。その場合は医療機関にご相談ください。

3. 食事

身体を作る「食べもの」に意識を向けることは、「自分を大切にすること」につながる大事なポイントです。ところが、発達障害の女の子たちには偏食が多いですし、そもそも自分が何を食べたのかちゃんと理解していない子もいます。食べたメニューを見せて、「どんな野菜を食べたかな?」と絵を見せても、「わらびもちがあった」などといったりする子がいます。

ご飯やパン（エネルギーになるもの）、お肉やお魚（タンパク質）、野菜（ビタミン類や繊

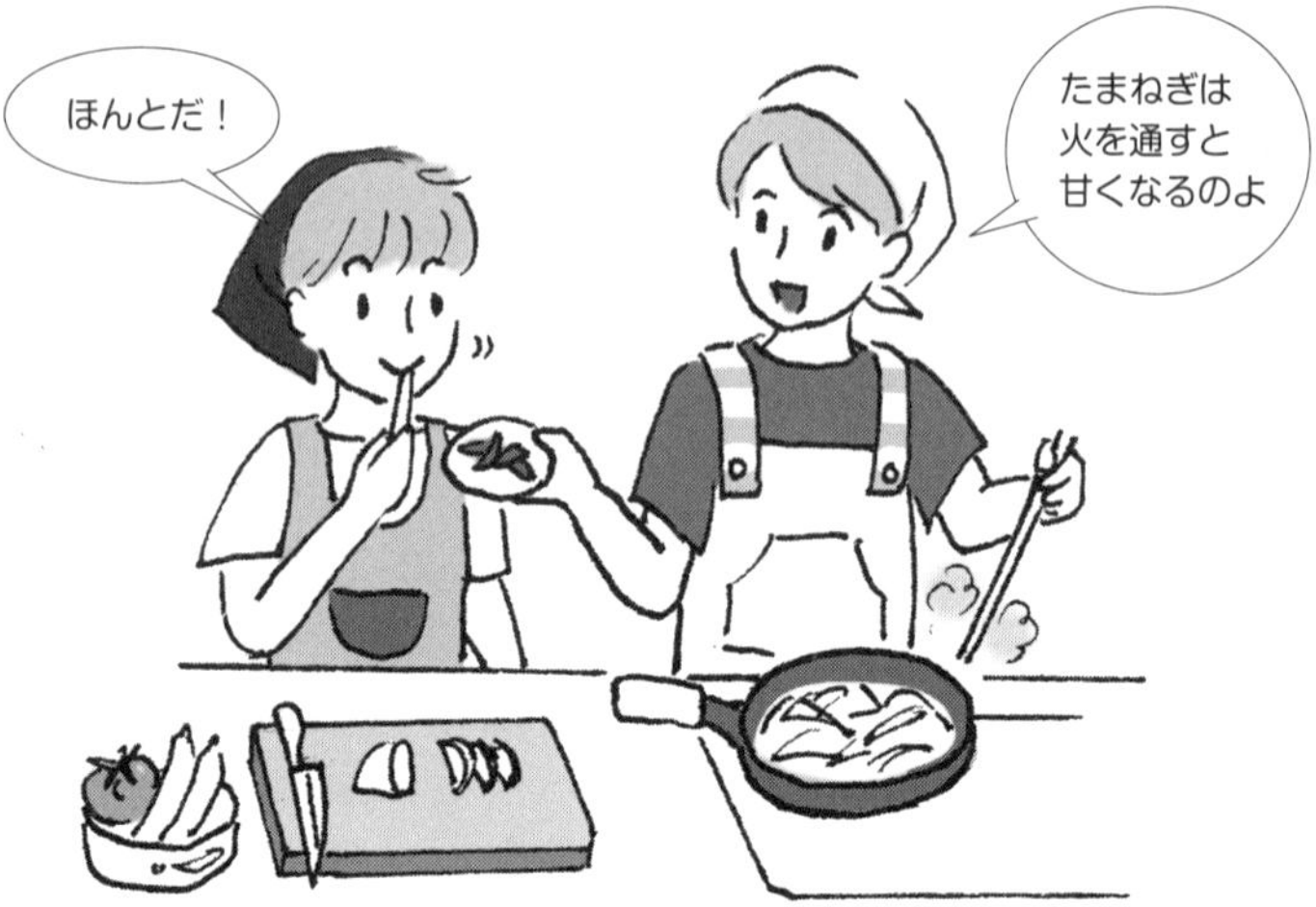
たまねぎは
火を通すと
甘くなるのよ
ほんとだ！

維）など、自分が食べたものがどんなふうに身体を作るのかを教えてあげることも大切です。

また、料理のお手伝いをさせるのもよいと思います。自分が家庭で役に立っていると認識できるだけでなく、普段食べているものについての理解を深めることにもつながり、自分で作ることで食べられるものが増える子もいます。新しいもの、新しいことが苦手な子たちなので、食（味覚）を広げることが世界を広げることにつながるのです。

外出先で食事をする場合には、安心して食べられるもの、安心できる場所があることを確認してください。なかには自分の安心できる場所じゃないと食べものが喉《のど》を通らなくなる子もいます。

4. 排泄

しっかり運動して汗をかくこと、規則正しい生活をして排尿排便することも重要です。発達障害の子は抗重力筋（立位姿勢を保持するための筋肉）が弱く、腹圧の弱さも影響して、便秘や下痢などになりやすいので、普段から動く習慣をつけることがお勧めです。また、汗をかくことも排泄のひとつです。ストレスからくる便秘や下痢をくり返す子は排泄にも気を配る必要があります。

幼いうちによく見られるのですが、外のトイレを怖がる子がいます。水洗の音や換気扇、モーターの音など、不安になる理由はさまざまですが、家のトイレじゃないとうまく出せないという子がいます。そうした事態を避けるために、いつ排便があるかを記録しておくこともお勧めです。

また、低学年の頃はお尻を自分で拭くことができない子がいて、学校でしたくなっても我慢してしまい、それが習慣化して便秘になってしまう子もいます。トイレの問題はとても多いのです。

ルール31

健全な「性」は健全な生活から

「自分の身体を大切にする」という意識を育てることが性教育のスタートだと述べました。

食事で満たされること、睡眠で安心すること、清潔であることの心地よさや気持ちよさを教えることで、他者に対する心配りの理解へとつなげたいものです。

ルールは何のためにあるのか

人は「メタ認知」が発達すると、自分の行動を客観視することができるようになります。このメタ認知は、通常8歳～10歳ぐらいで発達するとされ、ピアジェの発達理論に照らし合わせると、それは「具体的操作期」の段階にあたります。それ以前、心理発達が「前操作期」だと、まだ自己中心性に基づく行動が頻繁に見られるわけですが、この時点で根気よくルールを教えることが社会生活を営む上では重要です。

ところで、「ルール」という言葉から「制限」というイメージを持つ人は少なくないと思います。この段階の子どもにとっても、ルールは自分のやりたいことをやらせてもらえないという理解で、「ルール＝制限」とマイナスに捉えることが多いと思います。

本来ルールというのは、所属するコミュニティの中の人びとの安全や権利を守るためにあるものです。そのことをきちんと理解させる必要があります。

命を守るルールとして子どもにもわかりやすいのが、赤信号で止まる、道路には飛び出さないなどの「交通ルール」です。このルールがあるおかげで、自分の命や大好きな人、大切

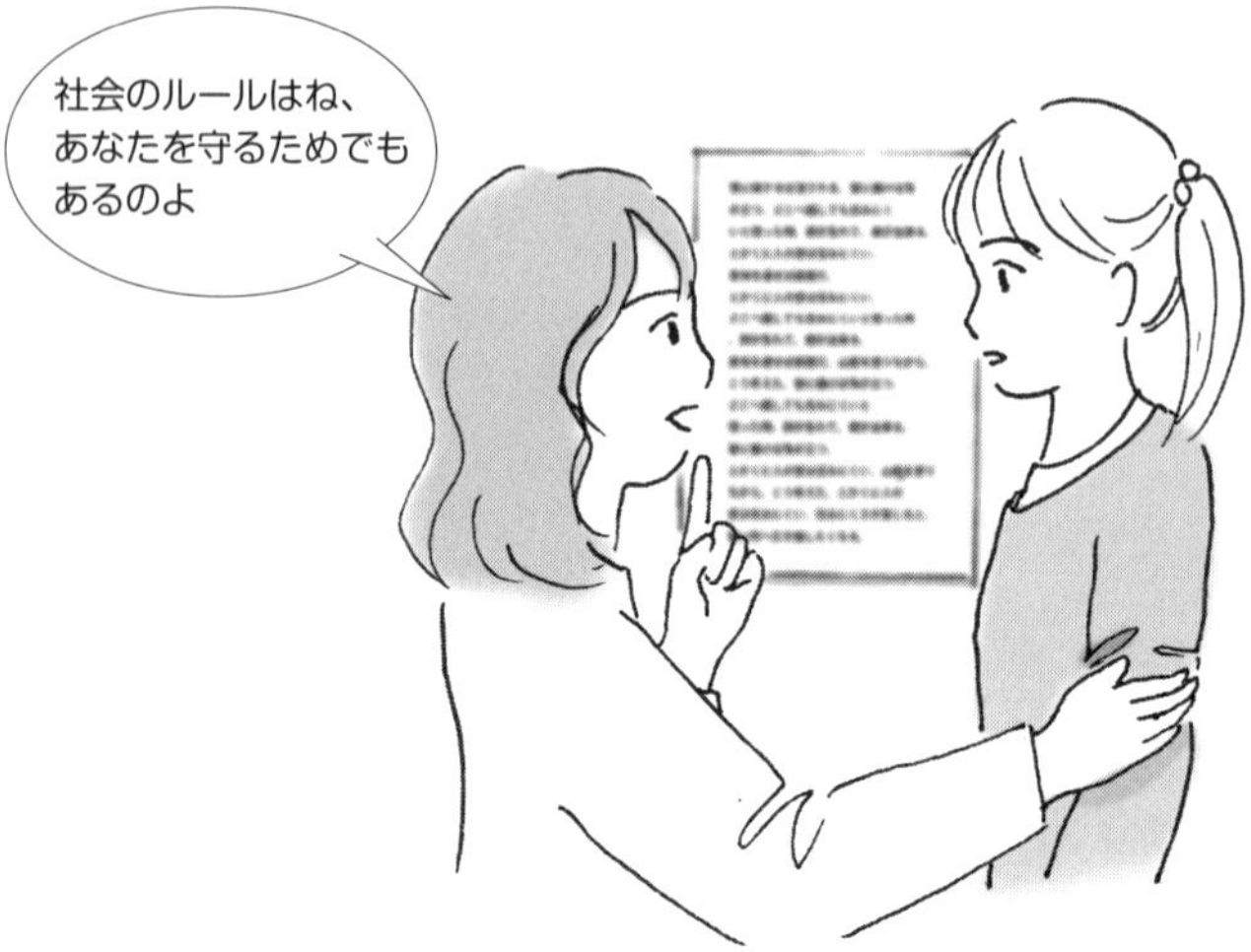
社会のルールはね、
あなたを守るためでも
あるのよ

な人を守ることができるということを、子どもに伝えましょう。

また、「自分はルールを守ることができる」という自信があれば自己評価が高まり、周囲から認められることでさらに「ルールを守ろう」という意欲につながります。

「大切」「生活習慣」そして「ルール」

性教育では、「大切にされること」、「基本的な生活習慣」の次に、「ルールとは何か」を教えていきます。

発達障害の子の自己評価が下がる理由のひとつに、「ルールを守れない」ということがあります。定型発達の子どもたちを対象にした学校などの一般的なルールは、発達障害の子たちにとってはハードルが高く、行動を分解し、あえて守れるルールに直し、「ルールを守れる自分」を感じられるようにします。そうやって達成感を満たすようにしてあげることが大切です。

アスペルガー症候群（ＡＳ）のお子さんによく見られるのが、本来の気質が真面目で知能が比較的高い場合、メタ認知が育ってくるにつれて「ルールを守れない自分」がわかってきて、自己評価が下がってしまうというパターンです。

たとえば、授業中に絵を描きたくてしょうがない子がいるとします。でも、授業中には絵を描いてはダメだというルールがあります。そういうときには、その子用のルールを作ってあげるようにします。

1．箇所（ページ等）を決めて、そこになら描いてもいい
2．時間を決めて、その時間になら描いてもいい
3．場所を決めて、その場所でなら描いてもいい

この中で本人が守りやすいルールを相談して決めることから始めるのがお勧めです。こうすることで、「ルールを守ることができた」という達成感を育てるようにします。

ルール32

大切な人を守る社会のルール

彼女たちには、社会生活を送るにあたって身につけていかなくてはならないルールがたくさんあります。そのルールは自分や自分の大切な人を守るためにあるのだということを理解させてあげることが大切なのです。

コラム

スモールステップ

発達障害のお子さんに指導するときには、「スモールステップで」という言い方をよく聞くと思います。スモールステップは、行動を細かく分解して、小さな達成感を積み上げることを目的としています。

スモールステップを考えるときには、単純に課題の「量」を減らすという考えだと間違えやすいので注意です。課題を減らすのではなく、課題のどの部分がその子の達成感を邪魔しているかという観点で考える必要があります。

たとえば、「教科書を3ページ読む」という課題に対して「できない」とお子さんがいった場合、「じゃあ1ページだけね」では課題解決に結びつかない場合があります。本当に量が多いと感じているのであればそれでもよいのですが、もしかすると読めない漢字が多いのかもしれません。そういう場合はフリガナを振ったら読めるかもしれません。

同様に、「文字が小さい」、「横書きが読みづらい」、「色が見えづらい」など、どのサポートが必要なのかを見つけることが大切なのです。

身だしなみや食事のマナー

食事や身だしなみなどの「マナー」も、学んでおきたいルールのひとつです。いずれも、相手に嫌がられないために必要なスキルで、円滑なコミュニケーションを行うためには欠かせません。

幼いうちは食べものをこぼしたり、うまく食べられなかったりしても、周囲の人には何とも思われませんが、身体が成長するにつれて周囲の目は厳しくなっていきます。特に女性に対しては顕著で、うまくできなければ肩身の狭い思いをすることになります。

社会生活ではお互いが歩み寄り、気持ちよく過ごせるように思いやる気持ちが大切です。保護者は、可能な限り療育を行い、周囲に不快感を与えない工夫をする必要があります。支援する側もされる側も、お互いが気持ちよく過ごせるように努めましょう。

以下に食事方法や身だしなみなどで気をつけたい部分を挙げておきます。

■食事について

発達障害の子どもの中には、舌をうまく使えない子が結構います。舌で食べものを口の奥へと運ぶことがうまくできないため、奥歯を使わずに咀嚼《そしゃく》してしまう子が少なくありません。また、口を閉じられず音を出してしまう、食べものが見えてしまう、食べこぼしが目立つのも、舌をうまく使えないことが原因のひとつです。

こうしたリスクを避けるために、外食するときには一口の分量を具体的に教えておくとよいでしょう。

また、食べ方によっては人を不快にすることがあるので注意が必要です。最近はお箸《はし》の持ち方など、あまり気にされなくはなりましたが、彼女たちは指の分離がうまくできない場合があり、きれいにお箸を使うのはかなりハードルが高いのです。

高学年になったら、家族以外の人と一緒に外食するときのことを考え、事前に食べ方などを練習しておき、安心できるようにしておくのがいいと思います。

《メニュー選びのポイント》

◎こぼれにくいもの、ちらばりにくいもの

	お勧めのメニュー	ハードルが高いもの
洋食	グラタン、ドリア、リゾット、カレーライス（皿に米が残りにくいもの）、ロールパンなど（ちぎりやすいもの）、薄めのサンドイッチ	ステーキ、ロールキャベツなどカットしにくいもの、パスタ、ピザ、ライス（平皿）、ボリュームのあるサンドイッチ、クロワッサンなどのパン
和食	天ぷら、卵とじ、煮物、親子丼、茶わん蒸し、お寿司（一口で食べられる大きさ）	とんかつ、そぼろ丼、キャベツの千切り、鶏の唐揚げなど大きめの一口大に切られたもの
中華	シューマイ（小さめ）、天津飯や麻婆豆腐などのとろみがあるもの	ラーメン、小籠包や餃子など汁や具材がこぼれやすいもの
ファーストフード	ナゲットのように小分けになっていて食べやすいもの、チキンクリスプやチーズバーガーなどタレがないもの	照り焼きバーガーなどタレが多いもの、厚みがあって食べにくいもの

◎お箸やフォークで切りやすいもの
◎噛み切りやすいもの
◎ゆっくり食べ進められるもの
◎口いっぱいに頬張りやすいものは注意。一口大ではなく、一口よりも小さめに
◎パラパラしている、食材が細かい、器からすくいにくいものは難易度が高い
◎お箸やフォーク、スプーンなど、使える道具を増やすと選択の幅が広がる

スイーツ

女の子が大好きなスイーツですが、不器用な女の子にとっては、かなりハードルが高いです。ソフトクリームやコーンのアイスクリームは、口のまわりについても気づきにくい、

お勧めのメニュー	ハードルが高いもの
プリン、シフォンケーキ（シンプルなもの）、ベイクドチーズケーキなど、高さがなく形が崩れにくいもの	タルト、パイ、パフェなど、クリームが多く倒れやすいもの、トッピングが落ちやすいもの

垂れやすく落としやすいなど、気を使うポイントが多いのです。外で食べるときは一口サイズのアイスが無難です。

ケーキはさらに手強く、フォークをどのように入れるかがわからず、グチャグチャにしてしまうことが多いです。見た目が悪いだけでなく、本人も自信を失ってしまいます。クリームの多いものや層になっているものは避けましょう。

できれば、フォークではなくスプーンで食べられるものを選びます。また、グチャグチャになりそうな場合は自宅で食べるようにすると、本人の自尊心を傷つけないで済むと思います。

■身だしなみについて

衣類の着こなしは、発達障害の女の子にとって高いハードルです。保護者の中には服を選ぶときに、着やすいTシャツや、パジャマに似たジャージなどを選ぶ人も多いと思いますが、あまりお勧めしません。外出着と部屋着にはメリハリをつけるように教えたいからです。

部屋着やパジャマの目的はリラックスできることです。外出するときは本人が我慢できる程度の緊張感が必要ですから、外出着と部屋着を着分けることでその違いを教えていくことが大事だと思っています。

「第二段階」（2歳～4歳頃／24ページの図参照）に発達する「身体図式」が未熟な場合、自分の身体に合わせて服装を整えることが苦手だったり、服がずれていても直せなかったりする子がいます。素材やデザインなどで工夫することも必要です。

また、下着が透けない、見えないようにすることは、幼い頃から教えて習慣づけておきま

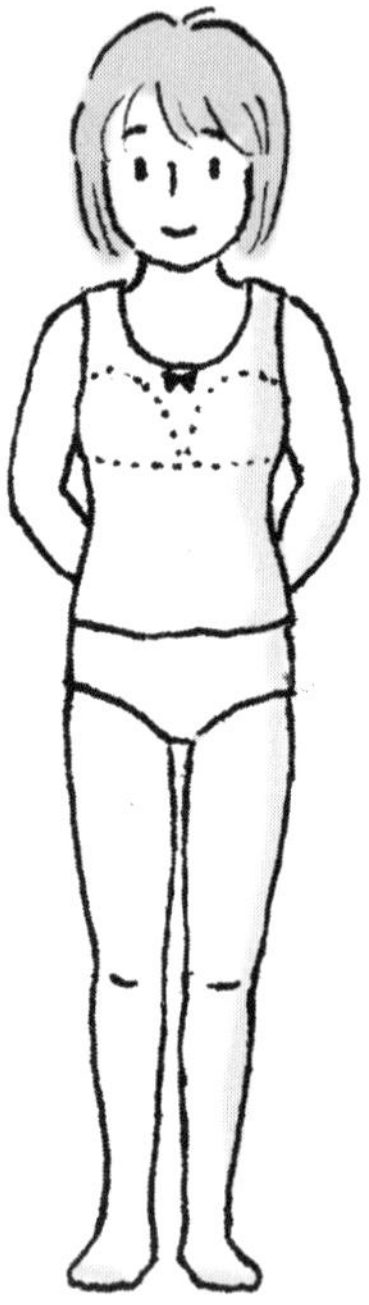

胸が膨らんでくる小学校の中学年あたりからお勧めのキャミソールや、ゴムや縫い目なしショーツ

しょう。将来的にブラなどをつけることを想定し、幼いうちからキャミソールを着用する習慣をつけておくのも効果的です。小学校3～4年生の頃になると、身体が変化してきて胸も少しずつ膨らんできます。パットのついたキャミソールからブラトップ（キャミと一体化しているもの）、フックのついていないスポーツ用ブラなど、順番に慣れさせていくとよいと思います。現在は種類も多くなり、カラフルで品質のよいものが出まわっているのでうまく利用しましょう。

なお、下着（パンツ）のゴムを気にする子がいます。腰まわりが触覚的に敏感な子もいるので、パンツのゴムにも気を配ってあげてください。メタ認知が発達していない時期には、パンツのゴムが気になって、つい人前で触ってしまうことがあるからです。

大人用だと下着のラインが気にならない素材のものが売られています。彼女たちのような過敏さがある子ども用があるといいのにと常々思っています。

また、スカートをはくときは、ルールとしてオーバーパンツや丈の短いスパッツを着用する習慣をつけておきましょう。

■生理のこと

彼女たちには、生理がくる前に教えておきたいことがあります。サニタリーショーツやナプキンの使い方、サイズ選び、持ち歩き方、捨て方までをしっかりと教えておきます。最初に正しく覚えると、最後までキッチリやるのが彼女たちのよいところです。

《ポイント》

◎おりものが始まったら、まずは「おりものシート」で練習を
◎捨てるときはトイレットペーパーにくるんで見えないように捨てるように教える
◎量に対して適切なサイズを教える
＊不安の強い子は、とにかく漏れないようにと「多い日用」「多い日夜用」をずっと使い続けることがあります。
＊触覚的に過敏な子には布ナプキンも考える
◎外出時はコンパクトなものを用意し、ポーチなどに入れて持ち歩くことを教える
◎臭いが気になる場合には消臭スプレーの使い方を教える　……など

	量	昼用	夜用
1日目	少ない	軽い日用	多い日夜用
2日目・3日目	多い	多い日昼用	
4日目・5日目	普通	普通昼用	普通夜用
6日目・7日目	少ない	少ない日用	

それぞれに適した商品を用意して使い方を教える

彼女たちの中には、生理が始まった最初の頃、うまく処理できるか心配で家から出られなくなる子がいます。また、不器用なために取り換えることがうまくできず、ナプキンを落としてしまうなどの失敗もあります。慣れるまでは、外出先ではスペースの広い多目的トイレを利用してもよいことを伝え、練習を重ねて生理中の外出に自信をつけさせるようにしましょう。

■思春期に気をつけること

シャツなどの上着選びのポイントは、首が締まっていて(広く開いていないタートルネックやポロシャツ等)、お腹まわりがフィットしないものが理想的です。

Ｔシャツは首まわりにダブつきが出ないように気をつけてあげましょう。私たちの身体は正中線を中心に大体シンメトリーにできていますが、彼女たちの中には服を体に沿

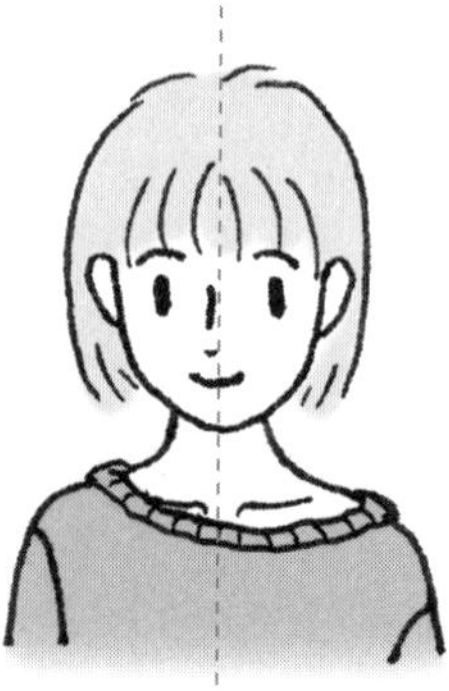

【悪い例】

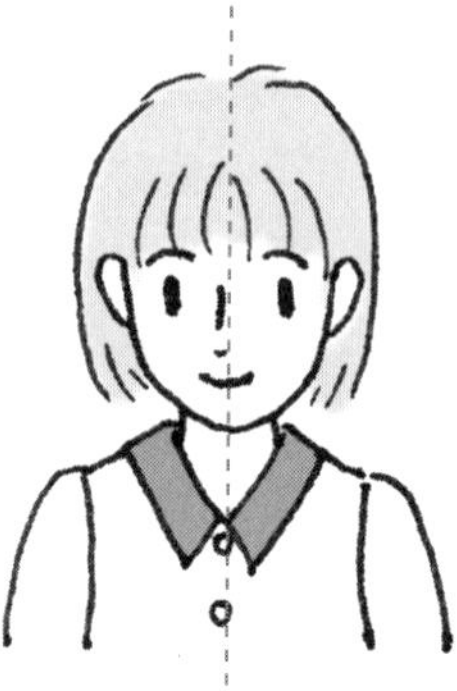

【よい例】

ってシンメトリーに合わせることが難しい子がいます。
首が開いているものはズレやすく、それだけでだらしなく見えてしまうので、首の開きが大きいものはお勧めできません。

ボトムは、デニムキュロットなどのしっかりした生地で重みがあるものをお勧めします。メタ認知が弱いと、周囲からどう見られているかのイメージができないため、脚を閉じて座ることに意識を向けることが苦手です。したがって、ボトムは脚が開いてしまう前提で選ぶとよいと思います。軽い生地だと足が開きやすく、下着も見えやすいので、しっかりした生地で脚が開きにくい素材を選びましょう。

なお、子ども服はあまり身体機能スキルを必要としないものが多いですが、思春期になってくると、一般に販売されているファッショナブルな服は高度なスキルを必要とするものが多くなるため、気をつけなければならないことが増えてきます。腹圧が弱くてお腹が出ている子も多いので、身体のラインがくっきりしないものを選んであげることも大切です。

中高生になると、周囲の子たちがファッショナブルになるので、それについていけないことが自己評価を下げる要因のひとつになってきます。彼女たちの特性を考えた服装ができないものかといつも考えています。

■ムダ毛の処理

ムダ毛の処理は「何曜日にお風呂に入ったときに剃る」というふうに、ルーティンを決めて習慣にするのがお勧めです。処理はT字剃刀で行いますが、手足やわきの下など、本人が不器用でうまくできるか気になる場合には、永久脱毛などを利用することもひとつの方法です。利用できるものは利用しましょう。

眉毛もそのままだとだらしなく見えてしまうので、自分でできない場合には、美容院などで髪の毛を切るときに一緒に整えてもらうことを習慣にするとよいと思います。

■髪の毛

発達障害の女の子にとって、髪型を整えることは悩みの種です。「両側統合」（両手が違う動きをしながら目的の動作を行う）や「運動企画」（何かをするときに自分の身体をどのように動かすかを考える能力）の問題から、「正中線交差」（身体の中心線を越える動き）が苦手な子もいて、髪の毛を耳にかけられない、上手に髪をとかせない、ピンで止められない、うまく束ねられない、ブローできないといったことが生じます。

おとなしい子だと、就学中は校則をきちんと守って髪の毛を短くしているため、卒業してからブローができない、耳にうまくかけられないといったことに親が初めて気づくというケースもあります。

後ろで髪の毛を束ねるにしても、直接見ることができません。肩関節、ひじ関節、手首、指の関節など、使う関節が多く、使う関節が増えれば筋肉の数も増えます。発達段階から、手首のひねり方やゴムをねじるといった基礎練習が必要です。

なお、服装の身だしなみをチェックするには、大きめの三面鏡で、自分の後ろなど全身を見えるようにすると気づきやすいです。また、くせ毛の子はまとめやすいようにストレート

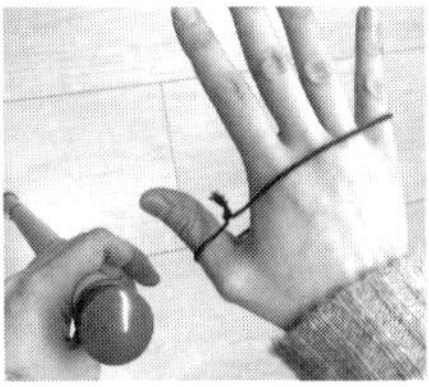

①ゴムを利き手にかける

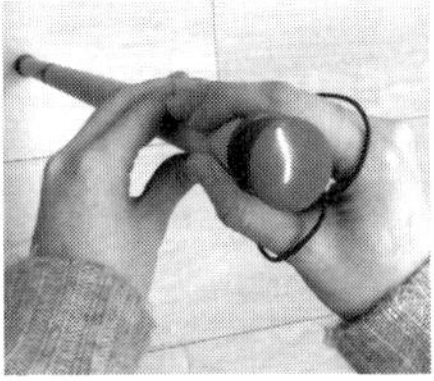

②ゴムをかけたまま結びつけたいものを持つ

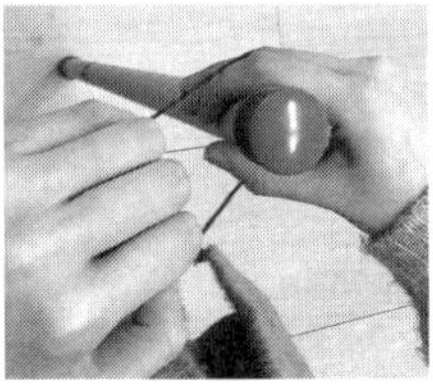

③反対の手でゴムを持ってそのまま引っ張る

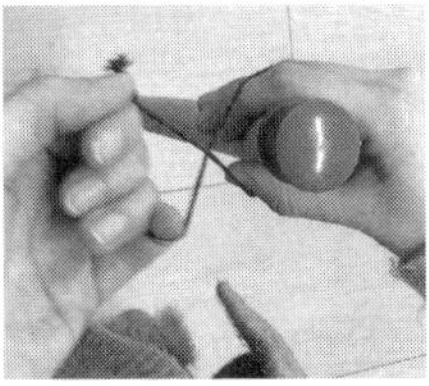

④反対の手首を回旋させてゴムをねじる

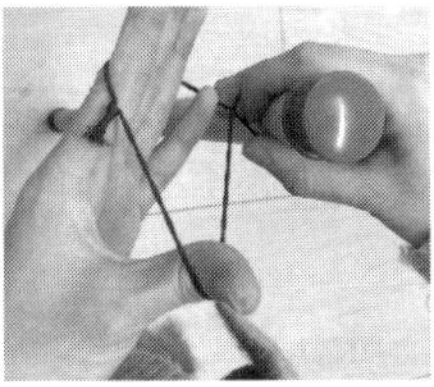

⑤反対の手の親やほかの指をゴムの輪に入れる

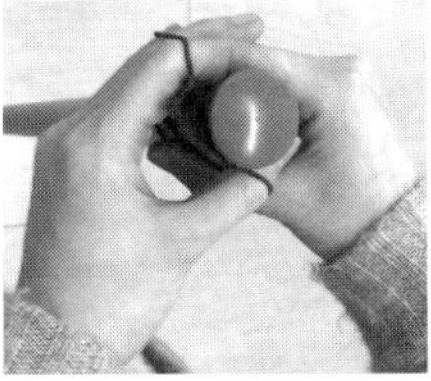

⑥そのまま反対の手で結びたいものを持つ

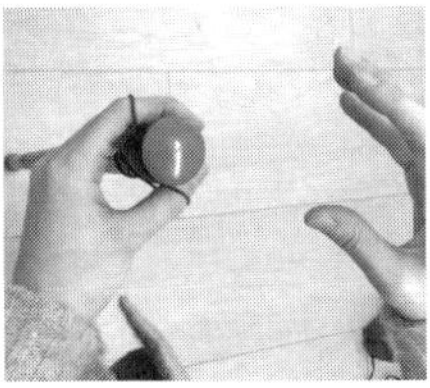

⑦利き手を一度離す

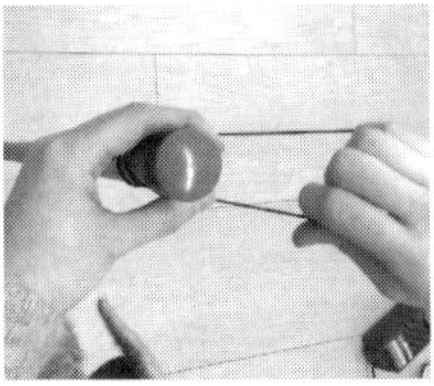

⑧反対の手のゴムを利き手で引っ張る

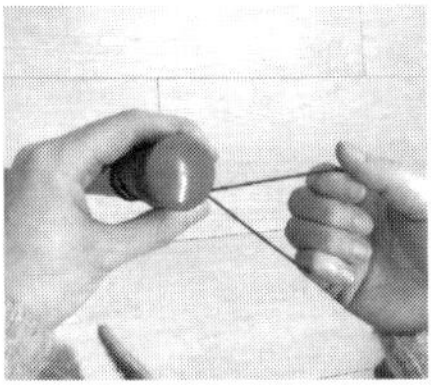

⑨利き手を反転させてゴムをねじる

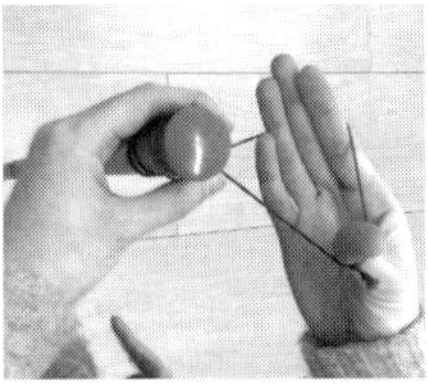

⑩親指を入れて広げ、ものを結ぶ。あとは9からくり返して何度か結ぶ

最初は頭の上半分の髪の毛を結び（ハーフアップ。全部だと髪の毛が多いのでつかみにくい）、次に下半分を持ち上げて、ハーフアップした上半分の髪の毛と一緒にゴムでしばります。一例として参考にしていただけると幸いです。

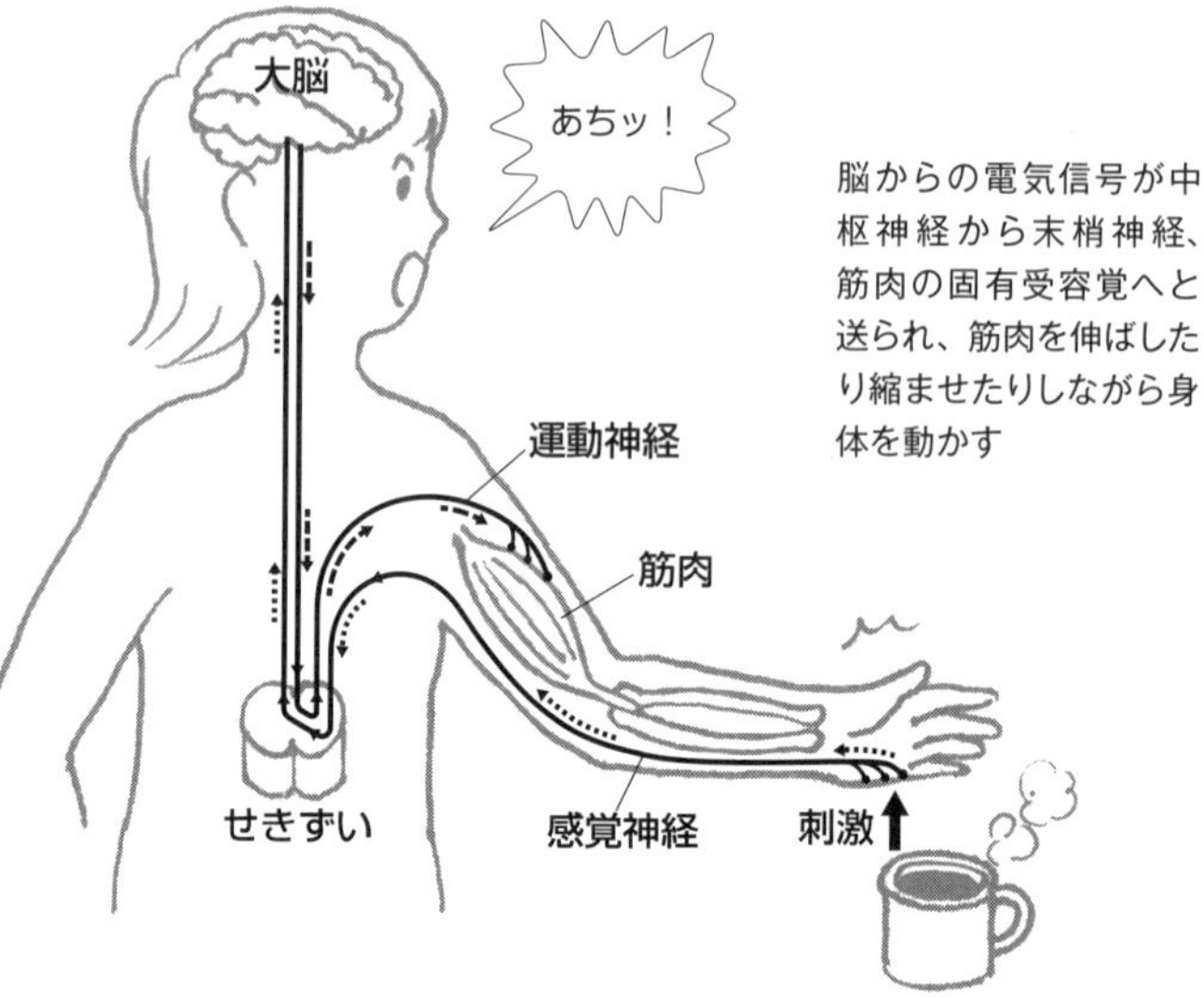
大脳
あちッ！
脳からの電気信号が中枢神経から末梢神経、筋肉の固有受容覚へと送られ、筋肉を伸ばしたり縮ませたりしながら身体を動かす
運動神経
筋肉
せきずい
感覚神経
刺激

パーマを利用するのもいいと思います。

身体の末端を動かすには、多くの関節と筋肉を協調して使う必要があるので、神経の情報伝達が複雑になります。

見えない後ろで髪の毛を整えるのは、彼女たちにとっては非常に高度なスキルなのです。

さらに、社会人になればお化粧も身だしなみのひとつとして当たり前に求められることになります。彼女たちにとってはこれまたハードルが高く、口紅を輪郭に沿って引くことが難しいだけでなく、ファンデーションを塗るのが触覚的に不快な場合もあるし、クリーム状のものをうまく伸ばすことが難しい場合もあります。そういうときには、刷毛《はけ》で塗るタイプのパウダー状のものを使うと比較的簡単です。

周囲の人の理解と、道具をうまく利用するなどの工夫をし、本人の負担を減らしながら身だしなみを整える練習をしていくのがお勧めです。

ルール33 身だしなみは他者に対する思いやり

コラム

身だしなみが苦手なのはなぜ？

人間の子どもは、産まれると感覚情報をもとに重心をどこに置けば身体が安定するかを学び、その後身体を動かして外の世界を学んでいきます。そのときに関節の動かし方や身体のどこに何がついているかなども無意識のうちに学習していくのです。

こうした身体の動かし方や随意筋のコントロールは、本来自然に身についていきます。発達障害の特性を持つ子どもたちの中には、自分の重心や正中線、前後左右上下の境界が曖昧なため、左右の弁別なども難しい子が多くいます。触覚的に鈍麻な部分や自分の身体と空間の境界が曖昧で、服装を整えることがうまくできないのです。

ですから、幼児期の「粗大運動」――寝転ぶ、くぐる、もぐる、登る、飛ぶ、揺れるなどの身体を使った「遊び」はとても重要になります。

この時期に身体の学習を助ける遊びをしっかりと行い、遊びを通して自分の身体と空間をしっかりと学習しておくことは、身体図式を構築するのに役立ちます。

身体への意識を高めるための工夫

運動はとても重要です。就学後は身体を動かす機会が少なくなるため、特に女の子は意識して運動をさせないと、ほとんど家の中で過ごすことになってしまいます。親も幼い頃は粗大運動を重要だと考えて身体を動かすことに力を入れますが、就学後は学習のほうに気が行き、身体づくりを忘れてしまうことが多いと思います。

高学年になると、クラブ活動などで積極的に運動を始める子もいます。しかし、人付き合いが苦手な彼女たちには続かないこともあり、身体を動かすことへの意識が薄くなりがちです。身体機能を高めることを意識し、トレーニングを継続して行うことで、姿勢やドタドタした歩き方などの改善が望めます。

学童期以降の運動は、幼児期のような遊びだけではなくトレーニング的な要素も必要になります。でも､それだけでは彼女たちの運動に対する意欲は高まりません。私が主宰する「ルーチェ」では、「女の子クラス」や「姿勢クラス」にとても人気があります。これらのクラスでは「性」について学ぶとともに、モデルウォーキングを取り入れてのファッションショーなどを行っています。モデルやプリンセス（ディズニーキャラクター）などを使いモチベーションを引き出します。

触覚の過敏さや鈍麻さから、衣類の質感や素材など、季節に合わせた服装を選ぶことが難しい子もいます。しかし、ファッションやモデルに興味を持つことで、季節や気候を考えて調節しやすい服装を選ぶことや、持ちものに気を使うことを教えることができ、また「服装チェック」をするために鏡を見る練習をすることもできます。

鏡を使い、ファッションだけでなく、表情筋のトレーニングも行って自分の表情を意識させることで、他人の表情から感情を読み取ることも教えられます。顎関節が緩い子もいるので、歯を食いしばって全身に力を入れる、逆に脱力することも練習しています。

「ルーチェ」では、歩き方や姿勢の指導もしています。彼女たちは自分の姿勢に気がつくのにとても時間がかかります。しっかりと意識づけを行うまでには長いプロセスが必要となります。

【身体の動きを教える3つの修正方法】

修正……直接手をあてて姿勢を直す

誘導……関節の屈曲、伸展する方向に意識を導く

抵抗……動かしたい方向に負荷をかけ、押し返してもらうことで使うべき筋肉への意識づけを行う

この3つの修正方法を使い、同時に目線の指示などを加えて姿勢矯正トレーニングを行います。四肢にアプローチをする場合、体重移動などがうまくできず不安定になるため、修正時には必ず体幹を安定させた状態で行います。

「可愛い」「きれい」でモチベーションを上げる

「可愛い」や「きれい」という言葉をかけて、「美」や「マナー」に対する意識を育てることも大切です。他の子の服装のどこがいいのかを見つけられると、具体的に相手を褒める練習にもなります。褒められたときには、「ありがとうございます」といえるようになるだけで、好感度はグッと上がります。

ASD（自閉症スペクトラム・アスペルガー症候群）の子の中には、「ちゃんとやりたい」とこだわる子もいるので、失敗を重ねる前に「マナー」を教えてあげると自信につながり、

身につくのも早いです。

一般的にディズニーが好きな子はとても多いですが、彼女たちも「プリンセス」をテレビやＤＶＤなどで知っています。低学年の子は、「お姫様のように歩けるよ」というと、「やってみたい！」と積極的に取り組んでくれることが多いです。そんなふうにして、お気に入りの服を用意してファッションショーを行います。すると、服装への意識も高まり、「きれいになる」「可愛くなる」を楽しみながら積極的に練習してくれます。

また、モデルなどに関心のアンテナが立つ子は、ダイエットでの注意事項にも理解を示し、栄養や健康に気を配る食事メニュー選びができるようにもなり、テーブルマナーを教えるときには、きれいな器や可愛い小物を用意することで興味を持ってもらうこともできます。このように、「可愛い」「きれい」の意識は発達障害の女の子にも役立つのです。

ルール34 見た目からアゲていくのもひとつの手段

思春期からでは身につきにくい性教育

性産業には発達障害や軽度知的障害の女性が多い、ということが、最近のニュースやネット情報などからわかってきました。それは、彼女たちが充分な性教育を受けていないという現実とイメージ力の弱さから、性産業にはどんなリスクがあるかを判断できないからだと考えます。

学校での性教育については、「子どもにセックスを教えてはいけない」とされていて、正しい知識を学べない状況にあります。子どもたちは、思春期になって性的な興味を持つようになると、ネットやアニメの性描写、アダルトビデオなどから間違った性情報を見聞きします。特に女性に対しての扱いや感情は間違ったものが多いのです。それにもかかわらず正しいと信じてしまうことがあります。なかには、「『もてる』というのは性体験の多さに比例する」と勘違いしている女の子もいるなど、とても信じ難い現状です。

知的レベルの高い女の子の中にも、「別に減るもんじゃないし」とか、「自分の身体なのだから」と、リスクに対して判断ができないことと自己評価の低さも手伝い、思春期以降に自分の心と身体を傷つける行為を平気で行う子がいるというのが現状です。

女性の場合、誰とでもセックスすることは「自傷行為」として考える必要があると思っています。安易な性交渉は病気や望まない妊娠をしたりするだけでなく、人としての尊厳さえ失うケースも少なくなく、自傷行為としては命の危険をともなうものになります。

また、自分の社会的信用や評価を下げてしまうだけでなく、知らず知らずのうちに精神を病み、社会復帰できなくなる子も多くいます。女性が「性の尊厳」を失うことは命に関わるのです。

思春期を迎えてからでは遅い性教育

彼女たちは思春期以降、社会に出てからの問題がとても大きくなっていきます。就労後に職場で上司と不倫をして妊娠中絶をくり返しても、彼女たちには「愛されること」と「利用されること」の違いの判断が難しく、騙《だま》されていることに気づかずに消息を絶ってしまったという例も多くあります。

あるいは、好きな男性の好みの女性になりたいと、アダルトサイトでの行為を真似してしまうといった誤学習をする女性もいて、デートDVや性被害、性的虐待につながってしまうことも少なくありません。彼女たちは嘘を信じやすく、しかも「本人の意思」ということにされてしまうので、お付き合いにも支援が必要です。彼女たちの問題行動は、すなわち「被害者になりやすい行動」だということができるでしょう。

こうならないためには、幼いうちから正しい性教育情報を積み上げていくことが大切になります。「大切にされるとはどういうことか」、「自分の身体と心を大切にするとはどういうことか」といった基礎の部分から丁寧に教えていく必要があるのです。

「プライベートゾーン」は、比較的幼いうちからでも教えやすく、自分の身体を大切にすることにつながります。直接見られたり触られたりしないようにするだけでなく、写真に撮ることや撮られること、メールで写真を送らないといったことも教える必要があります。ついつい見逃してしまいがちなのが「口」と「お尻」です。どちらも本人が自分の視覚では確認できない部分なので注意してください。

相談できる大人が必要

こんなことがありました。Aさんはレッスンの最中、すごく反応があるお子さんではない

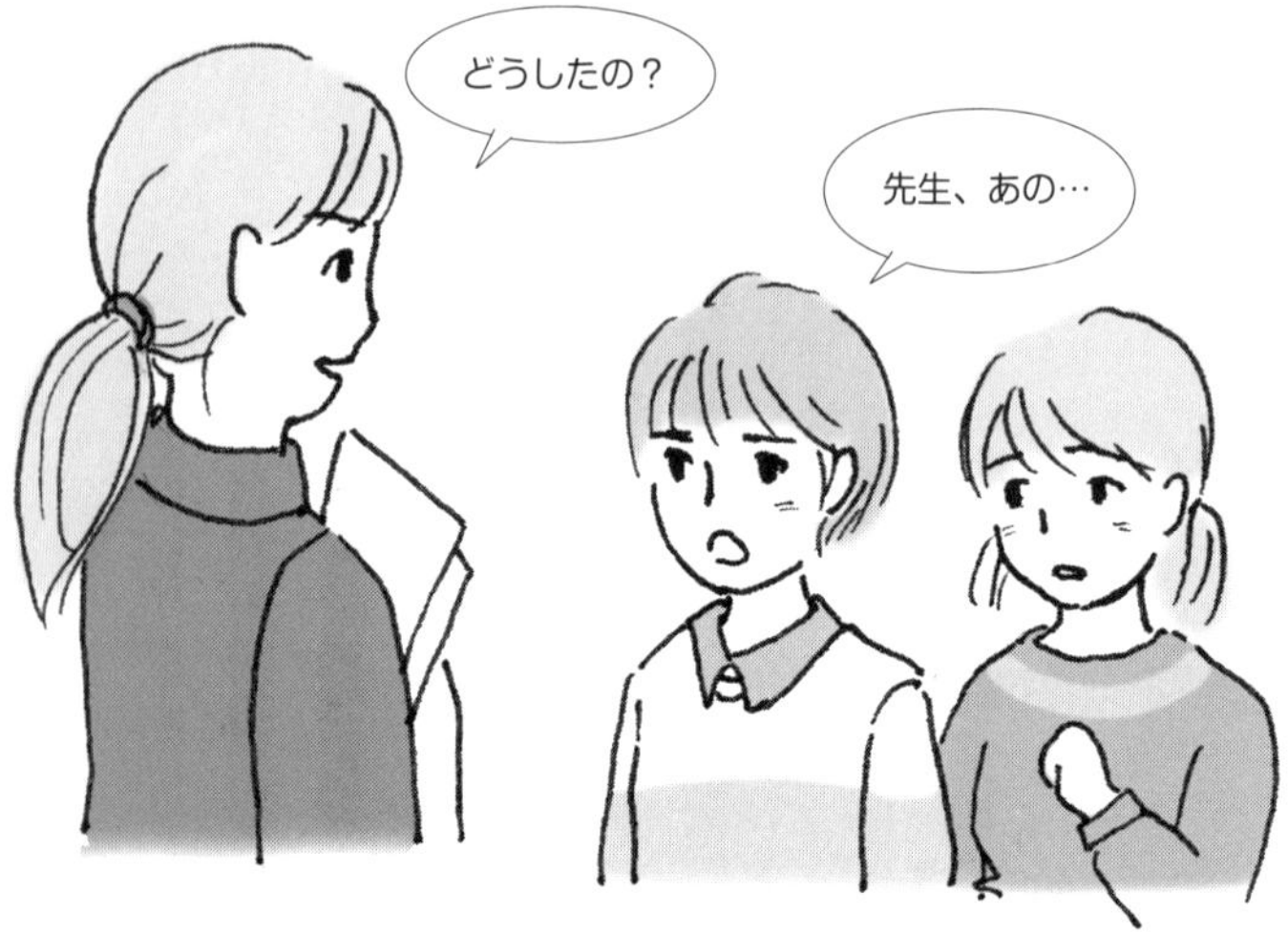

ものの、少しずつ手を挙げて発言したり、話を聞いてあげたりすることができるようになっています。その彼女が通う学校で、ある女子生徒が男子に胸を触られたそうです。その女子生徒は男子生徒と普段から交流があり、彼に嫌われるのが怖くて「やめて」とか「いやだ」ということができなかったのです。

胸を触るのはわいせつ行為です。被害に遭った女子生徒は、その話をAさんに話しました。Aさんはそのことを先生に報告したそうです。Aさんがそう判断したのは、私たちとのレッスンの中で、「信頼できる同性の大人は誰か」ということを、話の中で確認していたからです。「もし、プライベートゾーンを触られたり、触ろうとしたりする人がいたら、家の人に話す。

信頼できる大人に相談する」

「こういう場合はどうしたらいいか」

「あなただったら誰に何というか」

こうしたディスカッションを何度も重ねた結果、重大事になるかもしれなかったことを未然に防ぐことができました。

大人の判断を求めることは、彼女たちにとっては一種の「サバイバル・スキル」です。性の相談は友だちや同世代ではなく、同性の信頼できる大人に相談するのだということを常々教え、練習を重ねてきたことが役に立ったというひとつの例です。

ルール35
大人への相談は大切なサバイバル・スキル

健やかな社会生活を送るために

彼女たちが、よりよい社会生活を送るために必要なこととして、「余暇活動の充実」と「生活の安全性」を挙げたいと思います。余暇活動の充実については、イメージ力が弱い自閉症スペクトラムの子たちは暇な時間をどう過ごしてよいかわからず、ゲームなどに走りやすいため、周囲から認められ、世界を広げられる活動が望ましいと考えます。

そのためには、彼らが家以外で、社会と信頼のおけるつながりを築くことが必要です。女の子の場合、支援者や仲間と一緒に、スポーツやリクリエーションなどの活動が有効です。社会から孤立して「寂しい」「不安」と感じると、ネットなどに関係を求め、そこで知り合った男性に会うという危険も増えていきます。社会人になってからも、支援者がいるサークルのようなものが必要だと感じています。

そのような活動を通じて仲間を作り、余暇を充実させることが、就労を続ける動機づけにもなると思います。さらに、仲間がいることで問題の兆候も見つけやすくなるはずです。問題が大きくなる前に気づき、手を差し伸べられる環境作りが大切です。

ルール36

生活を充実させる余暇活動

そして、学校を卒業すると運動量が減ります。今の子どもたちは、インスタント食品やスナック菓子などを食べる機会が多く、運動量が減ると体重の増加や体調を崩すことがあります。

彼女たちの多くは、身体を動かすことが元々苦手です。一旦動くのが億劫《おっくう》になってしまうと、なかなか自分から動こうとしなくなります。健康のためにも、幼い頃から運動習慣を身につけておくことは大切だと思いますし、余暇活動を充実させるためにも健康であることは必要です。

彼女たちを孤立させないためにも、成人してからも所属できる発達障害の女の子の自助グループやコミュニティ、サークルなどを作っていくことが大切だと考えています。

性交渉の「同意」は発達障害の女性にとっては不公平

これまで述べてきたように、彼女たちの「生活の安全」を確保しようと思うと、「性」の問題は避けて通ることができません。

現行の法律では、本人の意思で性交渉を拒否しなければ「同意した」と見なされます。彼女たちはその場での瞬時の判断が難しいため、たとえ騙されて行為が行われたとしても「拒否」ができず、同意したことになってしまうのです。

金銭的搾取（経済的虐待）については、成年後見人制度などの法によって救済されるケースもありますが、性的搾取については、いまだに本人の同意のあるなしが争点になる以上には議論が進んでいないようです。被害に遭ってもうまくコミュニケーションが取れないといった理由から立件できないケースも多く、それを狙った性犯罪が後を絶ちません。

生命に関わるような激しい暴行を受けるなどしない限り、被害届を出しただけでは警察は動いてくれません。「告訴」と「被害届」では対応がまったく異なります。

被害届に関していえば、警察は必ずしも捜査する必要がありません。告訴をする場合には検察への届け出が必要で、それには確実な証拠の提出が欠かせません。

発達障害のお子さんの場合、被害に遭ったとしても立件すらできないケースがほとんどで、法によって彼女たちの性の尊厳が守られているとはとてもいえない状況なのです。

危険な状況はどこにでもある

正しい療育をしっかりと受けていれば、彼女たちの中には真面目に働くことができるようになる子がいます。そうなれば、納税者として社会貢献も可能になり、自己肯定感も上がります。しかし、性の問題は学校を卒業した就労後にも多く潜んでいるのです。

前述したように、不倫問題や望まない妊娠などで職を失うケースは多く、騙されて家を出てしまい連絡が取れず行方がわからなくなるケースも少なくありません。彼女たちにとって支援のない社会で生きることは、サバンナを手ぶらで歩いていくようなものです。彼女たちを守りたいなら、保護者が自主的に見守るしかないというのが現状です。

通勤通学のラッシュ時も危険がたくさんあります。混雑した車輌で多くの人に囲まれた状況に置かれると、彼女たちは情報処理量の多さから強い不安に駆られることがあります。不安が強くなると感覚処理が不安定になります。視覚情報に話し声や放送などの聴覚情報、人と接触する触覚情報、いろいろな人の臭いなどの嗅覚情報、電車の揺れに対して姿勢を保つ（前庭感覚）など、情報過多になります。

そうなると、本人の処理能力のキャパシティを越えてしまい、ぶつかったり触られたりしても初めの段階で気がつかないなど、痴漢のターゲットにされやすいのです。女性専用車輌の利用などを勧めてはいますが、それだけでは万全とはいえません。

現在、通学通勤には移動支援が利用できないケースもあるため、親の送迎が必要となります。そうすると親の行動も時間的に制限されることになり、負担が増える分、彼女たちの活動も自然と制限されてしまいます。

人為的な支援も必要ですが、自動運転自動車やＡＩ（人工知能）の開発などが進み、彼女たちの安全と活動範囲を広げられる日が一日も早く訪れることを願っています。

男の子と女の子の違い

男の子は、思春期を迎えると男性ホルモンの働きで性欲が強くなります。それは生物としての特徴です。女の子にはそういったこともしっかりと教えておく必要があります。

男の子が身体を求めてくるのは、自分と同じように相手のことを「好きだから」という理由ではなく、「あなたの身体を自分の性的欲求のはけ口に使いたいから」という可能性があるということを教えておく必要があると思います。

男性の中には、アダルトビデオを教科書にしている人もいます。写真やビデオ撮影を要求したり、ビデオと同じ行為を要求したりするのは、「大切にされていない」ということも教えるべきだと思います。

それから、こちらは性交渉のつもりなどなく行動していても、男性の捉え方は違う場合があると教えておく必要もあります。部屋でふたりきりにならないようにしたり、身体に触れさせたりしないようにするなど、危険な雰囲気を作らないようにして自分を守ることも大切です。知的障害の女性の性被害について、その現状を知るために、ＮＨＫハートネットＴＶ

などの情報番組を親子で一緒に見るのもよいことだと思います。

インターネットを利用する場合に問題となるのは、「出会い系」「ＳＮＳ」などのサイトに不用意にアクセスしてしまうことです。こうしたサイトへのアクセスがどれだけ危険をともなうものか、自分たちはこういう人たちに狙われやすいのだという現実を具体的な例を挙げて教えてあげるとよいと思います。少なくとも、どんな場合であれ男性に誘われたときには、必ず親や周囲の支援してくれる人に知らせるように約束しておくことです。

「被害に遭いやすい場所」のトイレや「誘われやすい場所」のゲームセンターなど、危険な場所についても知っておきましょう。最近では、軽度の障害を持つ女性を性産業へスカウトする人たちの存在がわかっていて、彼らは乗り換え駅や繁華街などで物色しているようです。こうした情報を親がどれだけ知っているか、どれだけ教えることができるかで、危険を回避できる可能性がまったく変わってきます。

差別がなくなるまでは区別して

性衝動が異なる男女一緒に性教育を行うことは、現実には難しいことだと思います。

「銭湯」をモデルに考えるとよいと思います。銭湯に行くときは一緒でも、入口で男女が分かれます。お互いが不快になることは中で別々に学習し、お互いが気持ちよく社会生活を送るために必要なことを学び、再び外（社会）で一緒に社会生活を送ります。

空気を読むのが難しく、いってはいけないことを口にしてしまうのが発達障害の子です。異性の「性」の話を聞くと嫌な気持ちになる子もいます。したがって、女性側から見た性教育については女性だけにしたほうがよいと思いますし、社会生活の中で知っておきたい一般的な性のことについては男女一緒に行うというように、内容によって分けて指導する必要があると考えています。

男女の区別なく性教育を行えるようになるためには、社会の中でのジェンダー教育が今以上に成熟し、さまざまな性の在り方が世代を問わずに汎化《はんか》していき、差別がなくなってからが適当ではないでしょうか。

ルール38

高めよう自分を守る防犯意識

交際・結婚・出産——わが子へのアドバイス

世界各国で批准《ひじゅん》され、日本でも2014年に批准された「障害者権利条約」では、障害者の多くが差別や貧困に苦しんでいる現実や、女性が家庭内外で暴力や搾取などにさらされやすいことなどが明文化され、個人の尊厳や自己選択を行う自由、自立の尊重や非差別などがはっきりと謳《うた》われています。

軽度といわれる発達障害IQ50以上の女の子の「結婚」や「出産」についても自己決定の権利が認めていて、それを妨げることは「人権侵害」にあたります。障害者であっても侵害されないし、侵害してはいけないと定められているのです。

ところが、責任能力や判断能力が弱いとされる彼女たちにとって、福祉や法の現状はどうかというと、結婚生活や出産育児に対しての支援システムが構築されているとはいえない状況です。専門的な知識を持って支援できる人も限られていて、現実には「家族の負担が大きい」といわざるを得ません。

そうした現実に目を向けることなく、結婚や出産を安易に勧めるのは問題です。その前にしっかりと社会の現実を伝えて行くのが大人の役割だと思います。

発達障害の女性のお付き合い

本書で述べている性教育の基本は、彼女たちが「大切にされること」を理解することです。これが理解できない男性との関係や行為については避けたほうがよい、ということを教えなければならないでしょう。この考え方に照らし、彼女たちが男性とお付き合いをする前の段階で、「次のような人とのお付き合いはしない」ということを教えておくことが必要だと考えています。

❶ 暴力をふるったり脅したりする人
❷ お金を要求する人
❸ すでに結婚している人
❹ 約束を守ろうとしない人
❺ ふたりの関係を互いの親族や知人に秘密にしようとする人
❻ 性風俗で働くことを認める人

いずれも、彼女たちを「大切にしない行為」だと理解させることが大切です。

彼女たちの中には、「交通事故でお金が必要になった」とか「病気で金が要る」などと嘘をつかれて借金をさせられ、20歳そこそこで自己破産したケースもあります。また、再三述べてきたように、性交渉だけを目的に利用されることもあり、男性とお付き合いをするときには、「自分の親に紹介すること」や「自分だけで判断して決めないこと」をルールとして教えておかなくてはなりません。

お金の使い方も、管理してくれる人がいる場合には必ず相談するように話します。お金がたくさん稼げるからと、男性相手の水商売や性風俗で働くことを勧めたり、または強要したりする交際相手がいます。あるいは、どんな親密な関係になったとしても、裸の写真を撮ろうとする男性には、あとで脅されるリスクがあることも教えましょう。

交際を始めてから、性交渉に至るまでにはステップがあるのが普通です。ゆっくりと時間をかける必要があり、いきなりセックスするようなカップルは関係が壊れるのも早いという研究結果があることも、必要な知識として話してあげましょう。

彼女たちはコミュニケーション能力が低いので、早い段階で肉体関係に発展することがあります。求められると断れず、いいように利用されてしまうケースがとても多いのです。

1. まずお互いを認知
2. 近づく
3. 話をする
4. 手をつなぐ
5. 肩を抱く
……12番目がセックス
（デズモンド・モリスの人間行動学より）

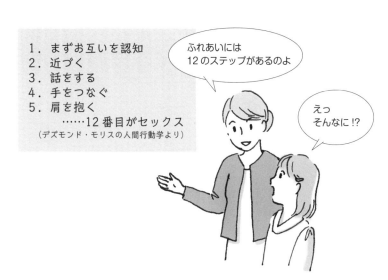

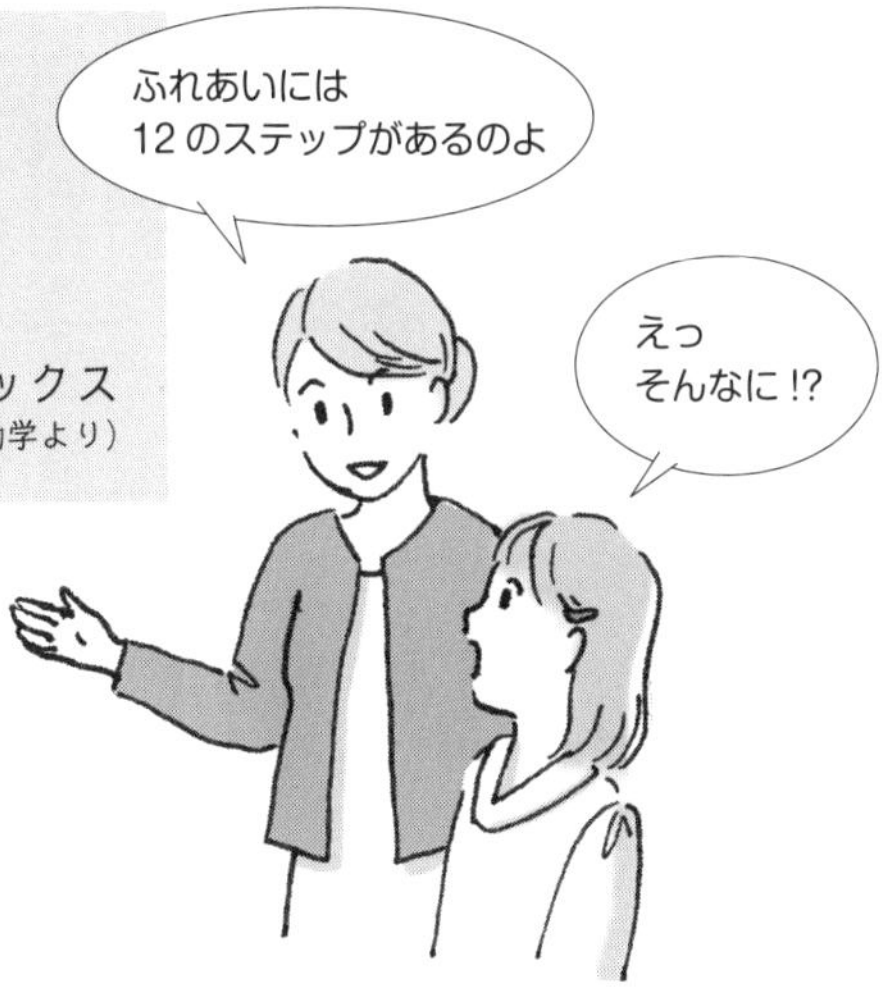
ふれあいには
12のステップがあるのよ
えっ
そんなに!?

セックスによるリスクや「自立」について伝える

性交渉を安易に考えている子には、「好きな気持ち」だけでセックスをすることのリスクを伝える必要があります。性感染症の恐さや妊娠するかもしれないことを具体的に伝えます。それと同時に、妊娠して子どもを持つのに必要なことを考える機会とし、子どもを産み養うために必要なことや「自立」について考える契機にするのもよいと思います。

自立には、「生活自立」、「経済的自立」、「精神的自立」、「性的自立」があり、そのうちのどれが欠けても、自分たちの手で子どもを育てることはできないということを教えましょう。

イメージ力が弱い彼女たちのために、赤ちゃんを産んで育てるためにはどんな自己犠牲や我慢が必要になるのか、赤ちゃんは自分の思い通りにはならないことなど、具体的に自分の生活がどのように変化するのかを考えさせるようにしてあげます。望まない妊娠をしないための避妊の重要性、そのために必要な道具や薬などについても教えます。

彼女たちにとって性交渉にまつわる問題は複雑で、本人だけにまかせておくと命の危険や身体だけでなく、精神的にも病んでしまうなど、取り返しのつかないことになりかねません。必ず信頼できる、判断力のある同性の大人に相談することをルールとして約束しておくようにしましょう。

支援者や信頼できる同性の大人に相談に乗ってもらいながら、よいお付き合いができるように気を配ってあげたいものです。

相手の気持ちを思いやること

イメージ力が弱い彼女たちには、人を好きになるという気持ちはひとつではないし、自分と同じとは限らないということを教えておく必要があると思います。

勝手に相手の家に押しかけたり、付きまとったりすることで、相手が嫌な気持ちになることがあるという点は、つい見落としがちだと思います（ストーカー行為）。相手を尊重することもまた、「大切にすること」なのです。

くり返しになりますが、彼女たちにとって安全で健全なお付き合いをするためには、他者に相談できるなどのシステムが必要だと思います。彼女たちの「性の尊厳」と「心と身体」を、社会全体で大切に守ること……それが障害者の「基本的人権の尊重」だといえるのではないでしょうか。

ルール39

性のトラブルから守るために相談できる支援者を作っておく

コラム

友だちよりもサポーター

発達障害の女性の多くは、幼い頃から集団にうまく入れずに、いじめや疎外感に苦しみます。身体の動かし方ひとつとっても思うようにいかないし、判断力が弱いこともあり、彼女たちには永続的な支援が不可欠です。しかし、それが生活面全般にわたることや周囲からはわかりづらいことなどもあって、なかなか適切な支援を受けることができていません。

今の彼女たちに必要なのは、友だちではなく、社会的に判断力のある「サポーター」です。ところが、現実はそうはなっていません。彼女たちが成人を迎えても、「性」の問題を取り扱えるサポーターのシステムはなく、社会に出たら一般の人と同じ扱いを受けることになります。生活に介入でき、問題に対して健全で適切な判断をしてくれる発達障害の女性のためのサポーターが絶対に必要なのです。

彼女たちが「自己決定の権利」を行使できるようになるためには、大人がリスクの部分をしっかりと教えると同時に、判断やアドバイスができる支援者の要請が急務です。

早めに見つけたい、信頼できる産婦人科

避妊具について

避妊具の利用について教えるときには、皮膚と粘膜の役割の違いについて、視覚的に教えると効果的でよいと思います。

皮膚というのは、身体を守るバリアの働きがあって全身を覆っています。身体から水分の喪失を防いだり、体温を調節したり、外部から病原菌などの侵入を防御したりする働きがあります。

一方の粘膜は、身体内部にものを取り込んだり、逆に内部から排出したりする部分です。常に粘液によって表面の湿潤が保たれていますが、基本的には外界とつながっている「むきだし」の部分といってもいいでしょう。避妊具（コンドーム）を使うことは、むきだしの粘膜に対して、皮膚に代わってバリアを張り、精子や病原菌などの侵入から守ってくれるということです。

月経について

月経についてはマイナスなイメージがつかないように、月経が始まる前に身体の仕組みや臓器の活動のひとつとして理解できるように教えます。実際に始まったときに受け入れやすいはずです。以下、生理の不安を取り除くために教えておいたほうがよいことを、いくつかのポイントにまとめてみました。

●生理の役割を伝える

女性ホルモンの働きや肌の調子を整えるなどの役割があることを教えます。

●誰にでもあるもの

お母さんの経血を見せるなど、女性には誰でも月経があるということを伝えて不安を取り除きます。

●ナプキンの使い方

おりものシートで事前に練習し、捨て方もしっかりと教えておく必要があります。うまくできると自信につながります。

●ナプキンのサイズ

多い日、少ない日など、失敗をする前に経血量にあったサイズを最初に教えておく。

●布ナプキンの利用

触覚的に過敏だったり不快に感じたりする場合は、布ナプキンなどを利用することで不快さが軽減される子もいます。

●月経と身体の変化を記録する

月経時の身体の変化や傾向（痛い、だるい、イライラする）などの状態を把握しておくことで落ちつける子もいます。急な体重の増減で生理が止まることや、冷えにより生理痛がひどくなることなど、身体の状態によって影響が出ることも教えます。

生理の周期記録は、同性の養育者（母親やお祖母ちゃんなど）がチェックしてください。遅れていないか、妊娠の可能性はないかなど、体調管理や産婦人科の医師に説明するときにも役立ちます。同様に、保護者が生理の周期や体調の変化などを把握しておくことも大切です。また、ＰＭＳ対策や望まない妊娠の対策としてピルの服用を考えることも必要だと思います。

現在はティーンエイジャー用のピルもあります。月経の周期が安定する効果もあり、不安

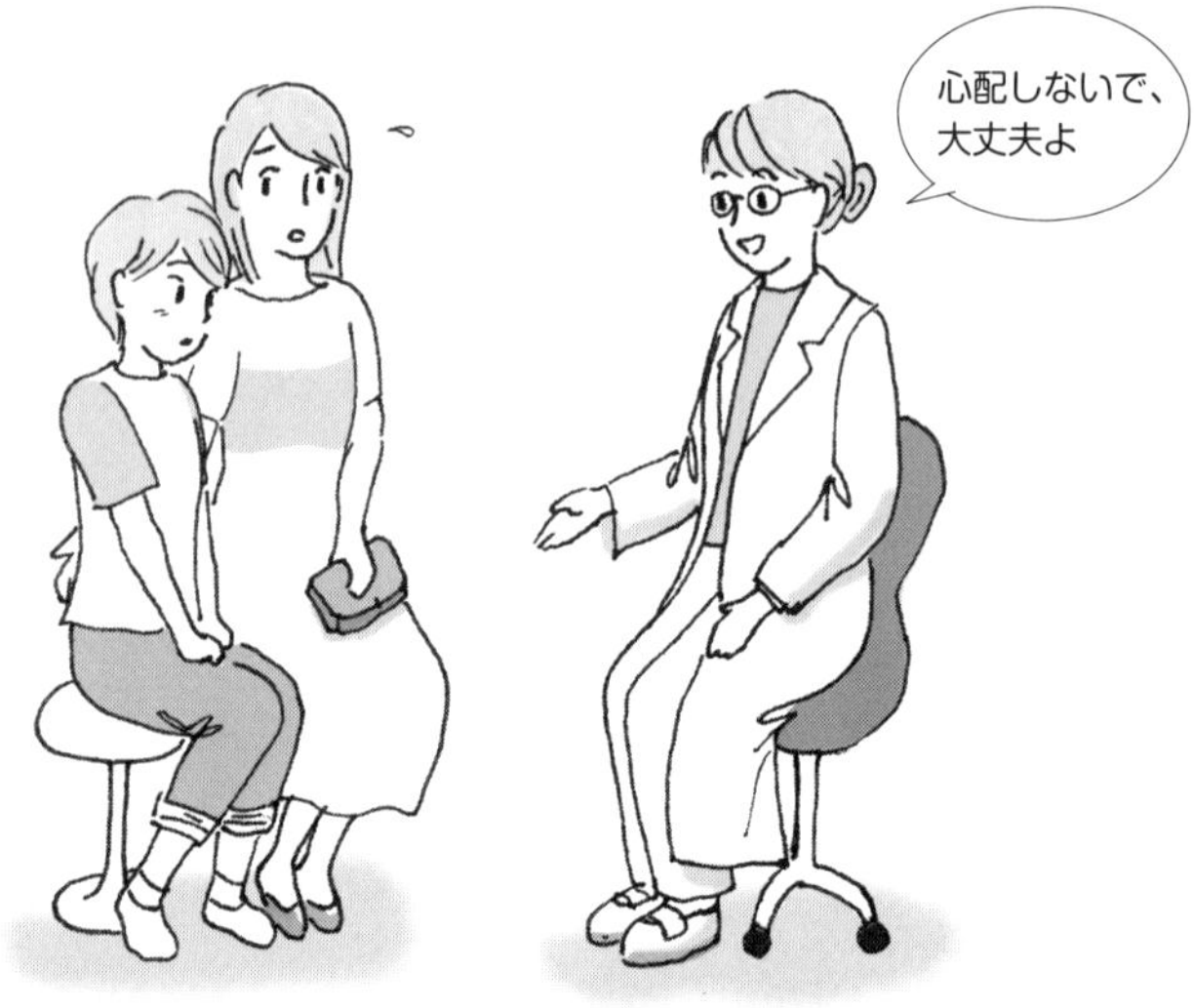

感の強い彼女たちにとって「低用量ピル」はお勧めです。

産婦人科について

生理が始まる前に、信頼できる産婦人科を見つけて相談できるようにしておくことも非常に大切です。産婦人科の診察台は、一般の女性でも不安になるものです。本当に診察が必要になる前、健康な状態のときに、彼女たちには一度診察台に座る経験させておくのがよいと思っています。

性被害に遭ってしまったら

彼女たちは男性に騙されやすく、コントロールを受けやすい傾向にあります。セックスをさせると優しくされる、必要とされている、大切にしてもらえるといった勘違いをしてしまうので、つけ込まれやすいのです。
もし被害に遭ってしまったら、「ワンストップ支援センター」などに相談することも必要です。すぐ産婦人科に行くことで、72時間以内に飲めば妊娠の可能性を下げられるお薬などをもらうこともできます。

ルール 40

産婦人科「いざ」というその前に

病気のこと、生理のこと、被害に遭ったときのこと、セックスの問題や妊娠など、かかりつけの産婦人科を見つけておくと相談もしやすくなります。女性特有の問題を理解し、発達障害を理解してくれる産婦人科医はとても強い味方になってくれます。

第6章

療育支援Q&A

―知ることで深まるわが子への理解と支援

相談　何度注意してもやめてくれません

学校や園の先生、保護者から相談を受けるときによく感じるのは、問題解決のために「自閉症のスイッチ」を探そうとして失敗しているな、ということです。

Bさんから「本の読み聞かせをしているときに、鏡のついている棚に登ってしまうのでやめさせたいのだが、どうしたらよいか」という相談があったとします。

私「言語指示が通る子ですか？」

B「単語はわかることもありますが、何度注意してもやめないんです」

私「指示は通らないということですね」

B「そうですね……」

私「お子さんは鏡が見たいのかしら？　それともその棚をよじ登りたいのですか？」

B「いや、どちらなのか……」

私「では、試しに鏡を隠してみてください」

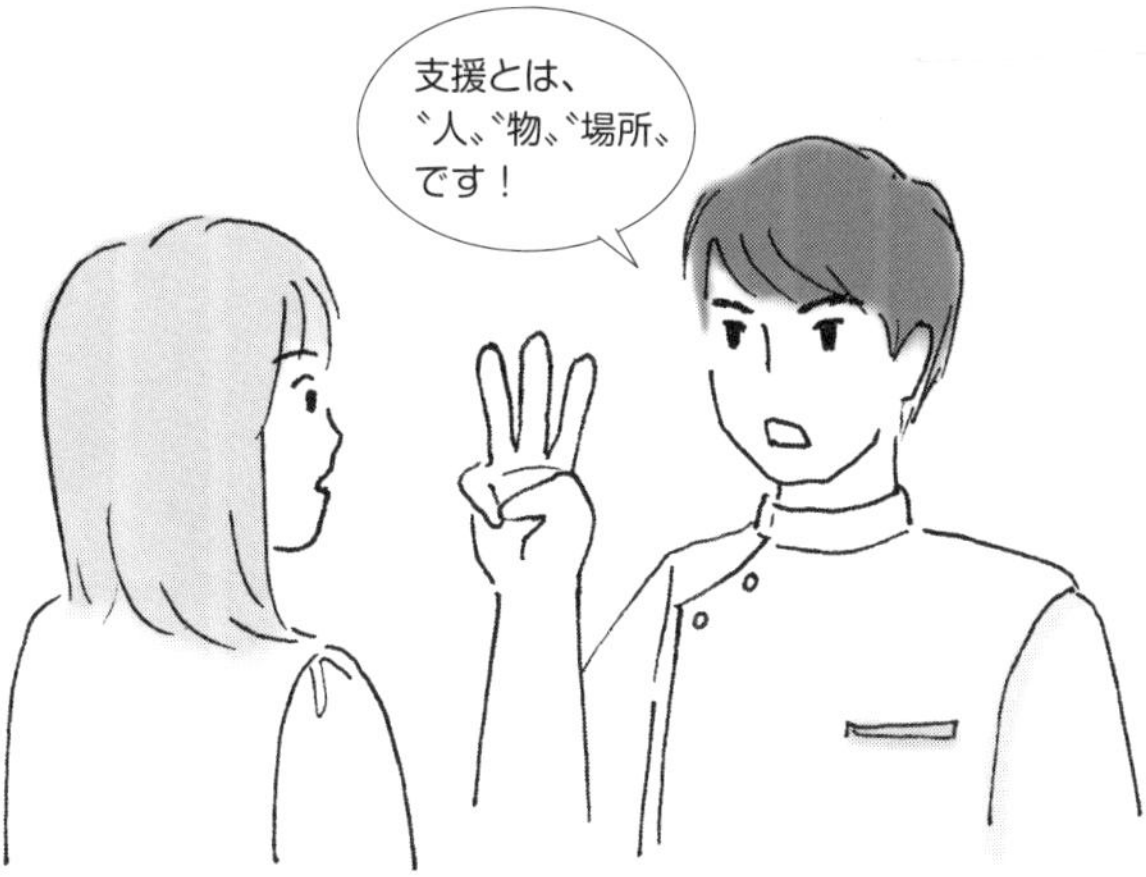

B「それは無理なんです」
私「柵を移動させることはできますか？」
B「それもできません」
私「読み聞かせのときの教室移動も無理ですか？」
B「はい」
私「手をつないでおくことも無理？」
B「……はい」

　私が何を聞いているのかに注目してください。支援というのは、「人」「物」「場所」でしかできません。環境を何も変えることなく子どもの行動だけを変えるようとすることは、目の見えない人に「見えるようになれ」といっているのとたいして変わらないくらい無理なことなのです。

この子の場合、言語指示が通らないのですから、言語指示による行動の修正はできません。したがって、この場合は「環境を変える」ことでフォローするしかないということになります。さらに、人為的にフォローするのか、物を変えるのか、場所を変えるのかといった判断を、現実的に可能かどうか考えながら行う必要があります。

定型発達について知っておく

最近は、発達障害についての勉強会などが各地で開催されていて、発達障害を理解してもらうにはとてもよいことだと思います。ただし、参加者が「定型発達」について理解しているという前提で話が進められている場合が多い気がします。定型発達を知らなければ、発達障害とのあいだにどれだけの「差」があるのかがわかりません。

そうなると参加者は、「子どもがいうことを聞いてくれない」、「空気が読めない」、「おしゃべりが止まらない」などの問題にだけ注目しがちです。現実に目の前にいる子どもが、定型発達の子と比べて発達状態にどんな違いがあるのかを知らなければ、何が原因でその行動に結びついているのかわかりません。支援のヒントは原因を知ることにあるのです。

まずは子どもの発達段階を観察し把握する必要があります。「どの部分が発達していないのか」、「学習できる状態にあるのかどうか」、「ただの修練不足なのか」など、これらの内容次第で、課題のレベルを調整したり、アイテムを変えたり、環境を整えたりして行動を変えていく必要があるのです。支援は「子どもの発達から見ていく」ことが重要です。

子どものすべての問題解決になる「自閉症スイッチ」を探すのではなく、変えるのは「人」「物」「場所」です。本人の発達段階レベルを操作することなどできません。本人の脳の内側で情報を整理することが難しい場合には、脳の外側、すなわち「環境設定の変更」が必要となります。

ルール41

探しても見つからないよ「自閉症スイッチ」

相談 スモールステップの方法を知りたい

スモールステップとは、行動を小さく分解し、小さな達成感を積み上げることが目的です。スモールステップの意味をしっかりと理解していないと逆効果になります。具体的な例を挙げて考えてみましょう。

【例】カップラーメンを食べる
事業所でのスタッフ研修でスモールステップを書いてもらったらこうなりました。

❶お湯を沸かす
⬇
❷お湯を注ぐ
⬇
❸3分待つ
⬇
❹食べる

普通はこれでも充分にわかりますね。しかし、実際にこの通りにやって食べられるかを検証すると……お湯を注ぐことができません。なぜなら、カップの外装フィルムをはがしてお

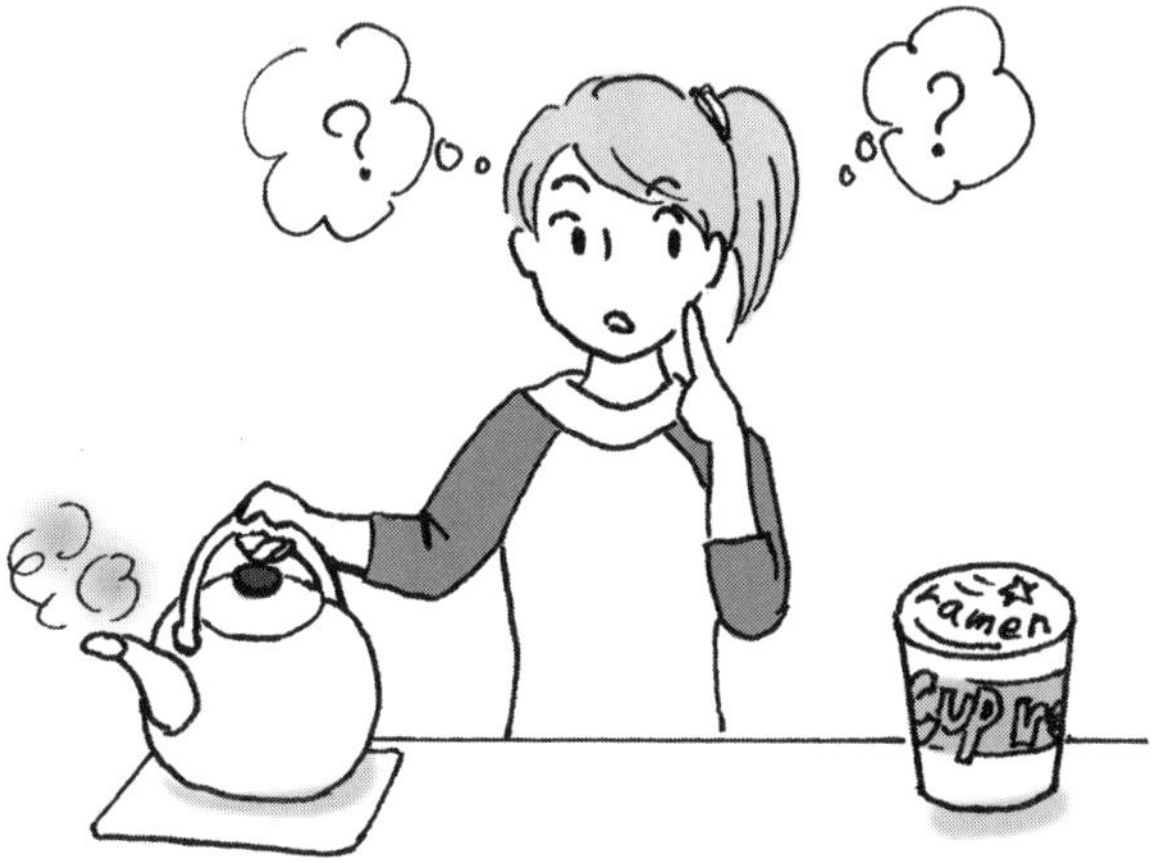

らず、しかもフタを開けていないからです。これが、カップラーメンを食べることができない「つまずきポイント」です。

このように、行動を一つひとつ分解して考え、その子がいったいどこでつまずいているかを探ります。フィルムをはがせないのか、フタを開けられないのか。それは不器用だからできないのか、それともフタを開ける方向がわからないからなのか。3分という時間がわからない？　それなら「タイマー」という支援を使えば解決するのか。

ここでは、「どうしてだろう？」という視点がとても大切です。課題のどの部分がその子の達成感をじゃましているのかを細かく分解し、できるようにすることで達成感を積み上げ、「ちょっと頑張る」を育てます。

この「ちょっと頑張る」という姿勢は、将来成長した彼女たちを支援する人の気持ちも変化させます。子どものときは幼く可愛いというだけで、支援する側の気持ちも寄り添いやすいのですが、思春期以降は幼い頃の可愛らしさは薄れてしまいます。

支援する側も「人」です。気持ちよく助けたいと思うのは、やはり彼女たちのちょっと頑張る姿勢だと思うのです。将来支援してもらいやすくするために、本人の「ちょっと頑張る」を育てるサポートをするのが、私たちの役割なのです。

ルール42 助けたい「ちょっと頑張る」その気持ち

相談

プライドが高くて注意するとパニックになります

私が事業所で1年生や2年生の子によく使う手です。ものを振りまわして「危険だな」と思ったら、あえてぶつかりに行きます。ぶつかりに行くときは、その子の視覚範囲の斜め前から行きます。後ろからだとぶつかるところが見えないし、正面からだとよけられてしまう可能性があるからです（一例として参考にしてください）。

そして、「痛～い！（泣く）ぶつかった」と、振りまわしている子にいいます。すると、一瞬怯《ひる》んで、「やばっ！」という顔をします。そうしたらしめたものです（「やばっ！」という意識のない子にはこの手は使えません）。こうすると、注意をしなくてもすぐにやめてくれます。そして、ここからのフォローが重要です。

ぶつけた子には、「わざとじゃないよね。こういうときは何ていうんだっけ？」と声をかけます。ルーチェでは、ソーシャルスキルトレーニング（SST）の中で、「うっかり」と「わざと」の違いを教え、自分が失敗したときにはこういえば大丈夫なんだよと教えています。するとほとんどの子が「ごめんなさい」といいます。そのタイミングで、「みんながいるところで振りまわしたら危ないよね」と伝えます。

ここでの目的は、「ごめんなさい」といわせることではなく、人がいるところで何かを振りまわすと危険だということを理解してもらうのと同時に、たとえわざとじゃなくても、人にぶつけてしまったら謝ることが大切だと気づいてもらうことです。

したがって、「ごめんなさい」といえたことはしっかりと認めてあげます。「ごめんなさいっていえたね」と言葉で伝えます。これが一連の流れです。


プライドが高く、注意されるのが嫌な子には、言葉で「やめなさい」と注意するよりも効果的です。被害もたいしたことはありませんし、注意する回数も工夫次第で減らせます。

ただし、子ども自身が他人を傷つけるのを「よくないこと」だとか「嫌なこと」だとわかっていないと逆効果になります。

共感性が育っていない子や、人から褒められたり認められたりすることもよく理解できない子の場合、自分のやりたいことだけにこだわり、それを阻害されると暴力行為に走ってしまいがちです。自分の目的のためなら他人を傷つけても罪悪感を覚えないのです。

そのとき、他人を傷つけることで自分の思いを達成してしまうと、「人を傷つける＝自分

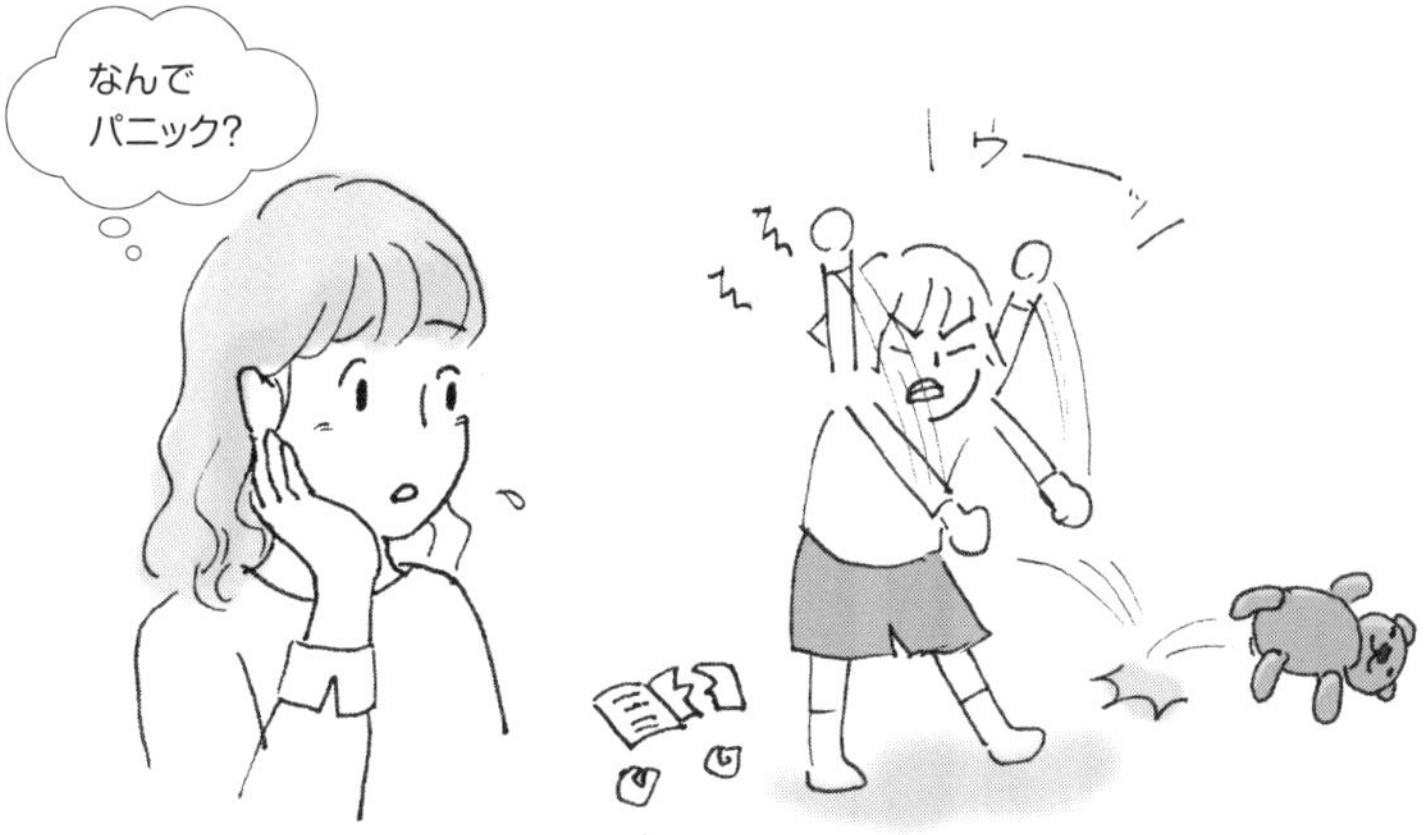

原因を探ることが最優先

の思い通りになる」という誤った達成感を積み上げることになり、二次障害につながるケースがあります。

一旦パニックになった場合、彼女たちは情報を受け取ることができなくなるので、まずは落ちつかせてこちらの話を聞ける状態に戻す必要があります。

注意しておきたいのは、指示が受け入れられないのは大きくふたつの理由があることです。

❶いっている意味や人の感情がわからない
❷わかっていても我慢ができない

1の場合は、発達段階を確認してその発達を待つか物理的にフォローする形になり、修練不足の場合には、くり返すことで身につけさせることが可能です。

2の場合は、視覚や聴覚などの感覚情報を一旦リセットしてあげる必要があります。リセットルームなどの静かな場所を用意し、ひとりにしてあげることが有効です。隣ではなく、少し離れたところから見守ります。ただし、不安が強い子の場合には、呼びかけに応えてくれる大人が近くにいるほうが落ちつくということもあるので、子どもに合ったやり方で行うことです。

気が散るものが何もない部屋で、落ちついて話を聞ける状態になったら、必要な情報を入れるようにします。

ルール43 失敗は軽く済むうちに体験させておく

コラム

自己中心性

発達障害の子でプライドが高い子の中には、年齢に見合った発達段階に達しておらず、「自己中心性」が残っていることがあります。

よくいわれる「自己チュー」というのは「自己中心的」という意味で、自己中心性とはやや意味合いが異なります。自己中心性は、他者のことを考える力が育っていない場合に見られるものだからです。この場合、自分が思っていることと他者が思っていることが同じだと考えてしまうため、自分を客観視することができないのです。

自己中心性は、定型発達の場合、2歳から7歳頃までのあいだに見られるとされています。物事を論理的に考えられるようになる「具体的操作期」（定型発達で7歳～11歳頃）を迎えると、「他者から見た自分」を意識できるようになってきます。しかし、発達障害のお子さんの中には、メタ認知が遅れる、あるいは発達しないことがあるため、「他者から見た自分」という意識が育ちにくいことがあります。

相談

親のいうことを聞きません

保護者からよく相談を受ける内容です。この場合はふたつの理由が考えられます。

1．親が信頼されていない

私がこれまでに見てきた保護者のタイプはとても似通っています。子どもの顔色ばかり伺っていて、どうしたらいいのかわからずに振りまわされているというタイプです。そういうお母さんは、子どものご機嫌をとるような接し方をしがちで、「子どもがああいったから、こういったから」と、子どもからの「批判」や「評価」に振りまわされてばかりいます。

子どもは、そんなお母さんの態度を見ていて試してきます。

「お母さんは私のことを愛してない！」

そういわれて、オロオロしてしまうお母さんのなんと多いことか……。

「お母さんがお子さんを愛しているかいないかは、お子さんが決めることなの？」

そう尋ねると、とても驚かれます。おそらく子どもにとって自分に都合のよい「お母さん像」があって、それにこだわり騒いでいるだけです。

「お子さんのこと愛してないんですか？」

「と、とんでもない、愛してます！」

「ではなぜ、お子さんに愛してないっていわれて動揺するのですか？」

「…………」


そもそも、愛しているとかいないとかは、お母さんの気持ちの問題です。自分がどう思っているかについて他人からどうこういわれるものではないはず。たとえ親子であっても、自分の気持ちは他人が決めるものでありません。

「お母さんは自分のことを愛していたらこう行動する」という〝こだわり〟が子どもの側にあって、それに当てはめようとしているだけです。この場合、お母さんの「愛」の気持ちなんてお子さんにとってはまったく関係がありません。それなのに、お母さんはわが子がどう思うかを考えるばかりで、本当の自分の気持ちがわからなくなり振りまわされてしまう。

「私のいうことを聞いてくれない」ということは、逆にいうと「ほかの人のいうことは聞くことがある」わけです。ではなぜ「私のいうこと」だけ聞いてくれないのでしょうか。

例を挙げます。飼い犬のことを考えてみましょう。

犬は信頼している人のいうことしか聞きませんね。そして、エサを与えてくれるからといって信頼するわけではありません。「親のいうことを聞かない」と相談してくる人の多くは、「子どもにわかるように伝えていない」場合や、「子どもから信頼されていない」場合もあります。厳しい言い方になりますが、理由はご自身にあるのかもしれないということです。

ところで、不登校になる発達障害の子も多くいます。学校へ無理やり行かせる必要はない、と個人的には考えています。しかし、学校に行かない場合でも、自分の好き勝手に生活させるのは違います。ゲームを許すのなら、少なくとも時間を決めるとか、お昼ごはんはテーブルで一緒に食べる、犬の散歩を一緒にするなど、簡単なルールでいいので、必ず守らせることを決める必要があるでしょう。

2．子どもに高いハードルを求めている

すでに何度も述べているように、療育は子どもの発達段階に合わせてその目標を設定する必要があります。たとえば、「買いものに連れて行くと大騒ぎをして親のいうことを聞かない」

という場合について考えてみましょう。本来お母さんが理想とする目標は次のようになるでしょうか。

「母親の都合に合わせて臨機応変に買いものができるようにしたい。そのあいだ、問題行動を起こさずに大人しく買いものに付き合えるようになってほしい」

しかし、この目標は子どもにとってはおそらくハードルが高いために「大騒ぎ」になってしまうことが考えられます。そこで、いくつかの理由や環境などの条件について考えてみることにします。

❶子どもは指示が理解できる発達段階にあるか
❷理解していても我慢できずに騒ぐのか
❸物理的に止めることは可能か
❹その買いものには子どもを同行させなくてはいけないか
❺ネットスーパーなど利用することはできないか
❻ほかのスーパーなら騒がないのか
❼ほかの時間帯で大丈夫な場合があるのか

まずはこれらを見直すことで、子どもにクリアしてほしい目標を設定し、必要な環境設定を考えます。目的が「必要なものを買う」なら、「○○だけ買う」と子どもと約束をする。「騒ぐことをやめさせる」のを目標とするなら、騒いだら買いものをあきらめてすぐに帰宅するといったことや、ひっくり返って自分の思い通りにしようとしないように手をつなぐなど、発達段階や子どもの理解度に応じて目標を設定するのです。こうすれば、「親のいうことを聞かない」というような状況を回避することが可能になってくるはずです。

また、「ご褒美とペナルティ」も有効な手段です。彼女たちは「心」の共感が難しいので、やはり「物」というご褒美を利用するほうが結果を得やすいと思います。ペナルティを設けるのであれば、基本的な衣食住を除き、子どもが「損したな」と思うものがよいと思います。

ルール44

「親のいうことを聞かない」理由は親の目標設定にある！

コラム

学校を休むときのルール

「死ぬほどつらい子は、学校を休んで図書館へいらっしゃい」

これは、鎌倉市図書館がSNSで発信した内容です。公共の施設をこのように使えるのは、とても素敵なことだと思います。動物園や博物館、美術館、科学館など、いつでも子どもたちが逃げ込める場所があると本当にいいなあと思います。身体を自由に動かして運動できる場所があるとなおいいと思います。

ただし、「今日は学校に行きたくないから」といった自己都合の場合には、親子のあいだで一定のルールを決めておくとよいのではないかと思います。

認知の高い子なら、美術館で画家のことを調べる。科学館で体験したことや見たことを記録する。それらの内容について、保護者が子どもから話を聞かせてもらうようにするのがお勧めです。そうやってコミュニケーションをとりながら、子どもの達成感や自己肯定感を高めてあげるわけです。

「今日はこっちの気分だから」と、ルールもなしにそれを許してしまうのは、結局あとで困ることになります。

相談

新しい場所や新しいことが苦手です

「自閉傾向のある子どもは、世界が広がらない」とよくいわれます。それは、見通しを立てられないことからくる不安が原因だといえます。レストランのメニューを例に説明をしてみましょう。

一般の人は、メニュー表を見れば大体の味の予想がつきます。その想像の中で、いつも食べているものと比較して、「こっちのほうが美味しい」とか「今日はこれが食べたい気分」といった理由でオーダーを決めると思います。

一方、自閉傾向の人は、同じように味を想像し比較して決めるわけではありません。彼らは、自分が経験したことのある味でなければ情報を引き出すことが難しいため、「きっとこういう味だ」というイメージができないのです。そのため、普段から食べ慣れているものの中から「美味しい」と確信できるものを選ぶことなります。

いいかえると、新しいものは予想ができずに見通しが立たないため「不安」が生じてしまうということです。それを避けるために「安心」できるものを選択するのです。それは「場所」についても同じです。未知の場所では何が待ち受けているのかわからないため「不安」

になる。だから、自分の経験値から「安心」できる空間にとどまろうとします。

発達障害の女の子たちも、「安心」できるものをなかなか増やすことができません。幼いうちに、できるだけ「安心できる」を増やしてあげることが大切なのですが、ではどうやって広げていったらよいでしょうか。

●事前に子どもと打ち合わせをする

行く目的や行う必要性を話し、写真を見せるなどしながら段取りを決めます。

●近場から始める

本人が行動可能な範囲内で、さりげなく目的地の近くを通ったり様子を伺ったりするなど、近いところから徐々に行動範囲を広げるようにしていきます。

●苦手な感覚をやわらげる手段を見つける

本人の好きなものや安心できる材料を用意したり、好きな人と一緒に行ったりします。

●ご褒美を与える

目的の場所まで行くと好きなものが食べられる、遊べるなどのご褒美を与えます。

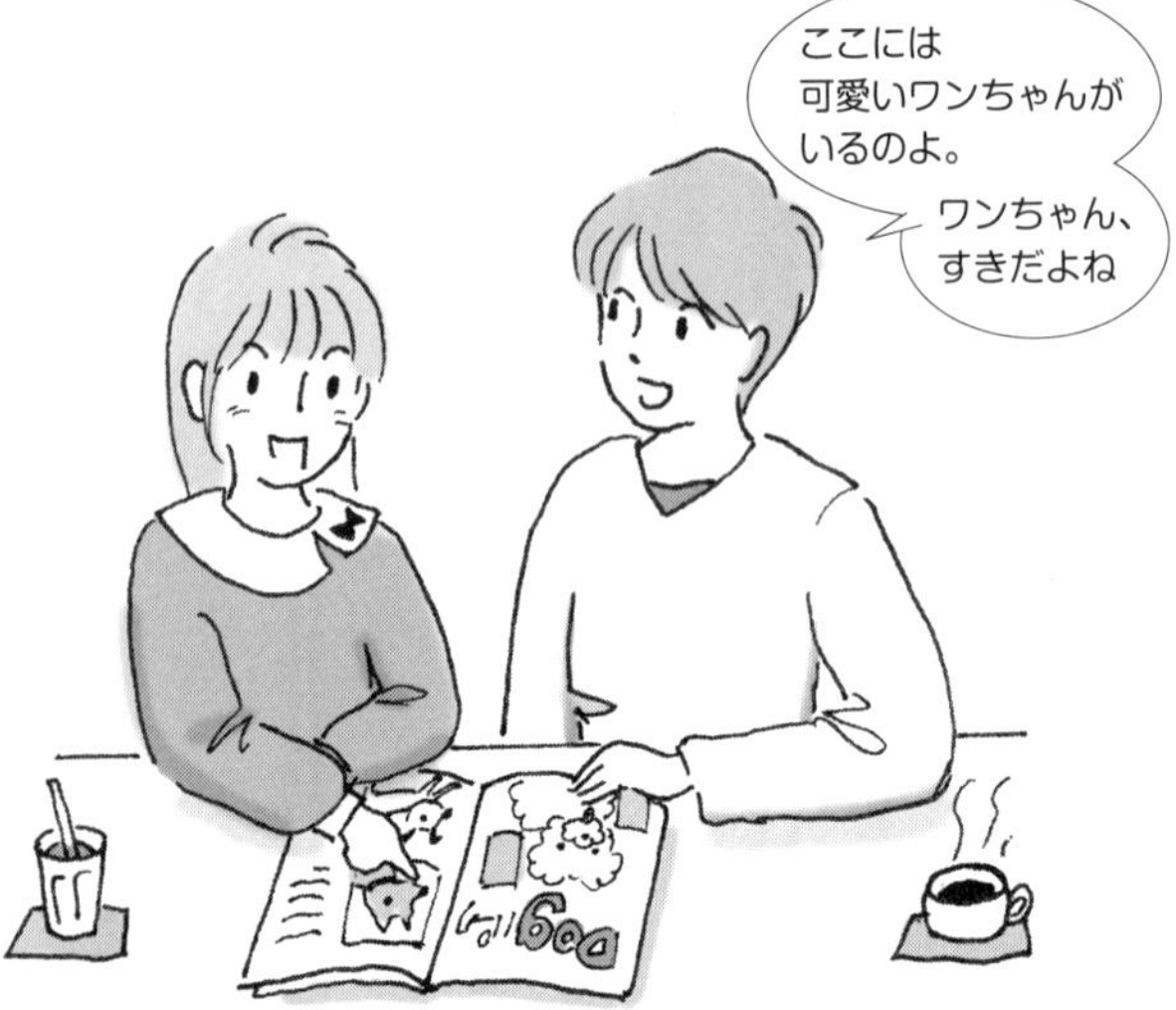
ここには
可愛いワンちゃんが
いるのよ。
ワンちゃん、
すきだよね

こうした方法で、ゆっくりと慣れさせていきます。ただし、これはあくまでも一般論で、お子さん一人ひとりに応じて微調整をする必要があります。そのことは忘れないでください。

ときには強引に連れて行かなくてはならない場合もありますね。たとえば「病院」。嫌がったとしても、緊急の場合には連れて行かないわけにはいきません。

こうした場合も、可能であれば事前に、お子さんが元気で調子のよいときに経験させておくのがよいと思います。そして、「病気やケガをしたときには病院に行く」というルールを理解させておくと成功する確率がグッと高まります。

なかには、強引に連れて行っても意外と大丈夫な場合があります。それは、その子が普段から「好き」である場所や物事と似ているとか、精神的に状態がいい場合に多いようです。とはいえ、お子さんの状態だけでなく、事前に目的とする場所や物事に対する高い観察力や的確な情報収集が必要となりますし、ひとつ間違えると今まで大丈夫だったことができなくなってしまうというリスクもあります。したがって、やはり少しずつ慣らしていくほうが無難だといえるでしょう。

ルール45

世界を広げるための「安心材料」を多く用意する

相談 なんでもすぐ触りに行きます

見たものや気になったものをすぐ触りたがる子どもがいます。「触りたい」という「衝動性」には発達段階によって強弱がありますが、いずれにせよ、他人のものを勝手に触るのはやめさせたほうがよいと思います。

とはいえ、「触ってはダメ！」といって素直にやめてくれるなら定型発達の子です。注意をしてもやめない、抑えられないというのが発達障害の子で、トレーニングによって軽減させることは可能ですが、発達段階の未熟さや未発達が影響してくるので、トレーニングは発達段階に応じてということになるでしょう。

さて、この問題を起こすお子さんは、

❶ 視覚でとらえる ⬇⬇ ❷ 触る

まるでスイッチがカチっと入ったら瞬時に電気が点くように、見た途端に行動してしまいます。そうしないようにするには、

❶視覚でとらえる
⬇
❷大人に聞く
⬇
❸触る

このように、スイッチがカチっと入る前に、ひとつの行動を挟み込む練習をします。この場合の目標は「触らない」ではなく、触る前に「大人に聞く」をできるようにすることなので、聞かれたらすぐに答えられるように用意をしておく必要があります。

「触っていいの？」

「聞くことができたね。いいよ」

最初はこういうやりとりをしてOKします。このとき、触りたくなるものをあらかじめ置いておく場所を決めておくことも重要です（環境設定）。聞いたあとですぐに触ることができるので、「認められる」と「触る」、ふたつの達成感を得ることができるからです。

こうして、「大人に聞く」が常にできるようになってきたら、「聞けたね。でもこれは他人

のものだからこっちのものならいいよ」とか、「これをやったあとならいいよ」というふうにバリエーションを変えていき、少しずつ「聞く」→「OK」という流れを壊していきます。

さらに、認められることに達成感を得られるようになってきたら、「聞けたね。でもこれは他人のものだから触ってはダメ」と、場合によっては触ることができないものもあるのだということを、スモールステップで理解させていくのです。

一度ルールづけをしたあと、少しずつそのルールを壊すという経験をさせることで、「こういう場合もある」ということを教えていきます。

ルール46

発達の段階を見ながら少しずつ手入れを！

相談　マイナス行動が身につきやすいのはなぜ

私たちは、他者から認められることによって達成感や承認欲求が満たされます。しかし、発達障害の場合、この承認欲求が自然に育たないことがあります。

彼らにも承認欲求はあります。「自分の思い通りにしたい」という欲求に対し、騒いだり大声を出したりといった不適切な行動で自分の欲求を通そうとします。どうしてこのような誤学習が身につきやすいのでしょうか。

私たちが努力し、その結果得られる達成感を「プラスの達成感」とします。一般的な子どもは、幼い頃に絵や音楽などの創作活動で周囲から認められる場合があり、「プラスの達成感」を積み上げることができます。

しかし、集中力がなくじっとしていられない子や不器用な子の場合、たとえ創作活動が好きな子であっても、思ったように身体をコントロールすることが難しいので、定型発達の子と一緒に過ごす学校などの場所では、なかなか結果がともなってくれません。どうしても定型発達の子との「差」を目のあたりにすることが多いため、プラスの達成感を自然に積み上げることが難しいのです。

さらに、プラスの達成感を育てるには、認める側（親）と認められる側（子ども）のあいだで「認める」ことについての意識を共通させておく必要があり、そのためのコミュニケーションが不可欠です。

他者とのコミュニケーションが難しい発達障害の子の中には、褒められていることがわからない子がいます。理由として、承認欲求が充分に育っていないことが挙げられます。その場合、意識して承認欲求を育むことも大切になってきます。

他者から認められたい「承認欲求」は、他者から「褒められる」「認められる」ことで得をしたという経験がないと育ちません。要するに、プラス行動によって達成感を得る練習を意識して行っていく必要があるのです。

たとえば、好ましい行いをしたときには好きなお菓子がもらえるようにし（報酬）、同時に声かけや態度で「褒める」ことをします。褒められることと報酬が子どもの中でマッチングできると、「褒められる＝自分が得をする」と理解ができ、それをくり返すことによって、褒められることでの達成感が育っていきます。

それに比べ、マイナスの行動による達成感は、他者から認められるというコミュニケーションがなくても自分の中だけで達成感を完結できます。さらにイメージ力が弱いため、自分が他者からどう見られているかという意識も低く（メタ認知）、恥ずかしいなどの感覚が身につくのに時間がかかったり、恥ずかしいことよりも自分の思い通りにしたいという思いのほうが強い場合があります。

プラスの行動を増やすには、ひとりで取り組み、ひとりで完成できるように工夫された「自立課題」などを利用するのがお勧めです。障害のある人専用のアート活動を行っている施設が多いのは、このような理由もあるのです。集中してできる環境とともに、こうした自立課題を用意してあげるとよいと思います。

ルール47

育てたい「自分でできる」達成感

コラム

ふざけてばかりいる子

ふざけてはいけないときなのに、ふざけてしまう子がいます。大きくはふたつの理由があって、「ふざけるとみんなが喜ぶから楽しい」と、周囲の反応から思っている場合と、本来しなくてはいけないことの必要性や意味が理解できず、何をやっていいのかがわからないためにふざける、という場合があります。

前者は、周囲から注目を得る手段として誤学習を積み上げてきた子で、後者は場面理解が難しい（空気が読めない）子です。したがって、同じ「ふざけてばかりいる」のだけれど、同じアプローチをしても解決できません。

ふざけて注目を浴びたい子に対しては、「注目しない」ことでその行動を減らしていきます。後者の子には、適切とされる行動の必要性やその意味を理解させる必要があります。

とはいえ、必ずしも言葉で理解できる子ばかりではありません。そういうときは、発達段階に合わせて環境設定を変えたり、場面に合わせてその都度トレーニングが必要になったりします。

対談 藤原美保 × 小松則登

「スペクトラムに生きる時代の子どもたちとともに」

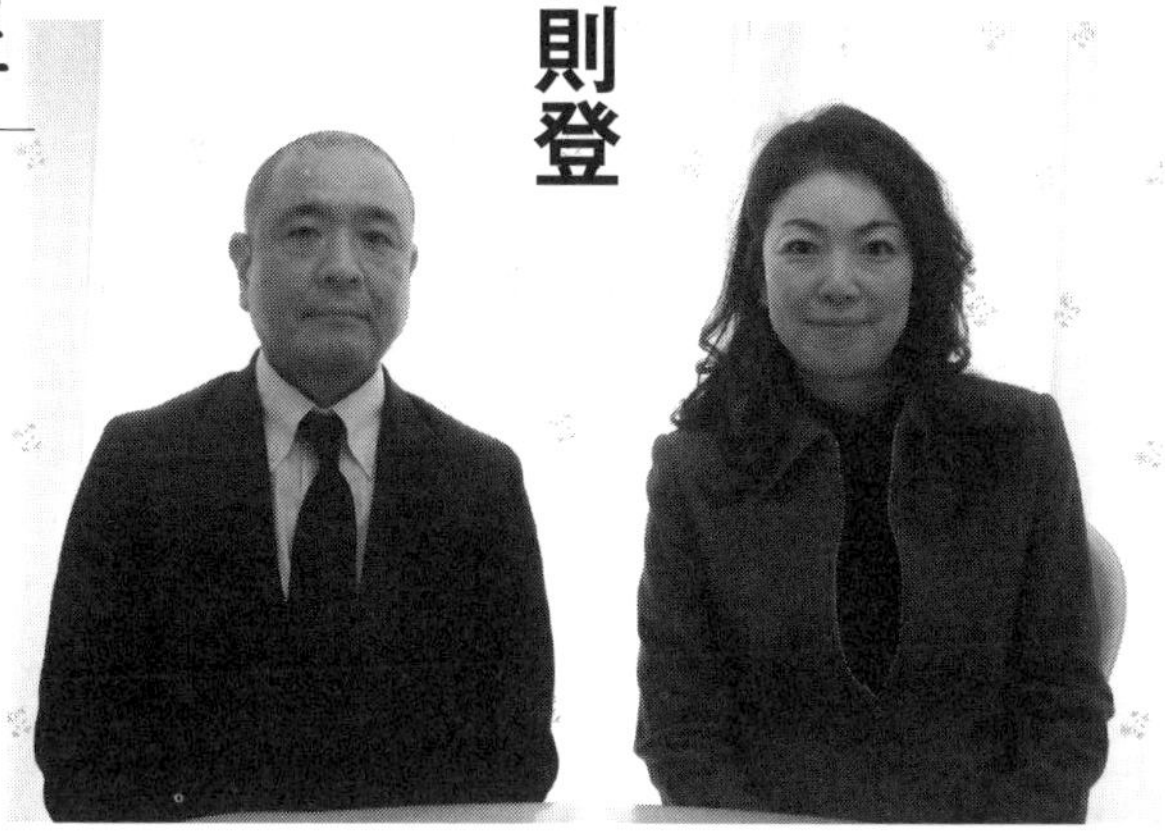

小松則登　こまつ・のりと

1967年、兵庫県生まれ。

作業療法士（OT）。

東名古屋病院付属リハビリテーション学院作業療法学科卒。名古屋大学大学院医学系研究科修士課程修了。愛知県心身障害者コロニー中央病院 総合診療部リハビリテーション室総括。

20年以上、幼児期の発達障害の子どもたちを診てきた〝リアル〟作業療法士。日々の臨床で子どもたちに寄り添う傍ら、現場で培ったノウハウを後進に伝えるための「セラピスト養成講座」は氏のライフワークとなっている。

小児発達系作業療法学会理事、愛知県作業療法士会理事、日本感覚統合学会常任理事。

発達OTネットワーク＠ASI．代表、実践！発達OTミーティング代表幹事。

藤原　小松先生、本日はお忙しいところ、お時間を作っていただきありがとうございます。小松先生は20年以上、発達障害のお子さんたちを見てきたわけですが、最近特に感じることはありますか？

小松　最近の傾向として「障害像」みたいなものがあり、それに目の前の子どもさんをあてはめて考えるような雰囲気があるように見えます。私はまずは「子ども」であることからスタートしてもらいたいと考えています。

藤原　なるほど、発達障害に対する社会的な評価についてはどうですか？

小松　少子化の影響なのか、子ども一人ひとりにスポットが当たりやすくなったことがあるかもしれませんね。

藤原　実際に発達障害の子どもの数は増えていると思われますか？

小松　周囲の「子どもたちの見方」が変わったことも大きいのではないかと思います。いまは情報があふれているので、「この子は発達障害？」と考えてしまう人も増えているように思います。いわば「○○障害ではないか症候群」みたいになっていて、診断名があってもなくても全体の数には影響があると思います。

藤原　ということは、以前であれば評価や診断がつかなかった子でも、いまは評価がつけられているということでしょうか？

小松　そこは微妙なところです。いまは藤原さんがされているようなデイサービスのような「受け皿」がいろいろとあるけれど、以前は何らかの診断がついたとしても、療育など受け入れてくれる場所も少なく、「その後どうしたらいいのか」という問題がありました。とりあえず形はどうであれ、いまは受け皿が増えているので、診断をつけやすいのかもしれません。

藤原　その「形はどうであれ」というところに問題がありそうですね。

小松　私が「形はどうであれ」というのは、批判的な意味でいっているわけではなくて、たとえば、小さなお子さんであれば「預かる」という意味では保育園とか幼稚園という場所が以前からありましたよね。でも、発達障害と診断され

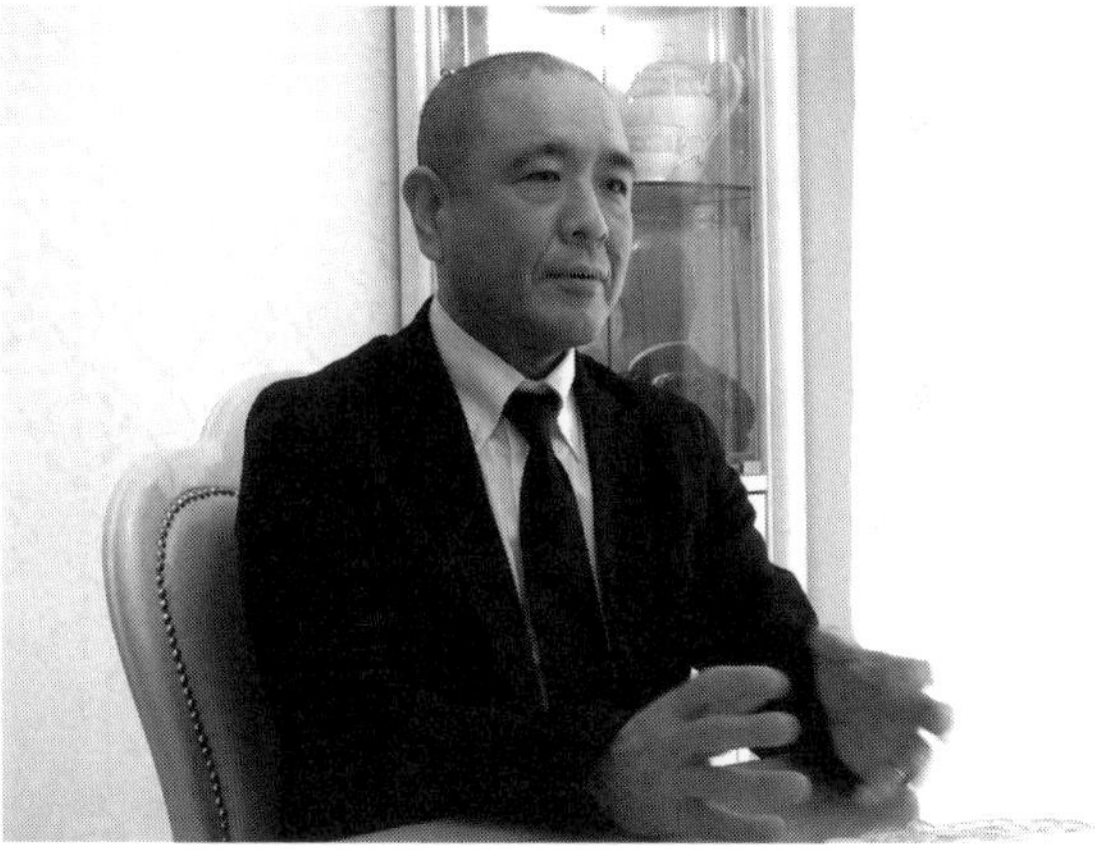

た子どもたちには「行き場所」がなかった。それがいまではいろいろな行き場所があるわけだから。

藤原　サポート体制ができてきたと考えてよろしいですか？

小松　それを「サポート」と呼んでいいのかどうか……。必要なのはサポートなのか、あるいは私たちがやっているような医療なのか、そのあたりの線引きがすごく曖昧なまま、とりあえず手が届きやすい場所に人が集まっているというのが現状じゃないかと思うんです。

医療という面でいくと、いろいろなハードルがあって、受診していただく皆さまの自宅の近くにない場合があるし、そもそも「病院」というところに「よっこいしょ」と腰を持ち上げて積極的に出向かなければいけない。私たちも受けていただけるだけの能力を高めなくてはならないし、きちんとしたサービスができるように努力しないといけないかと。

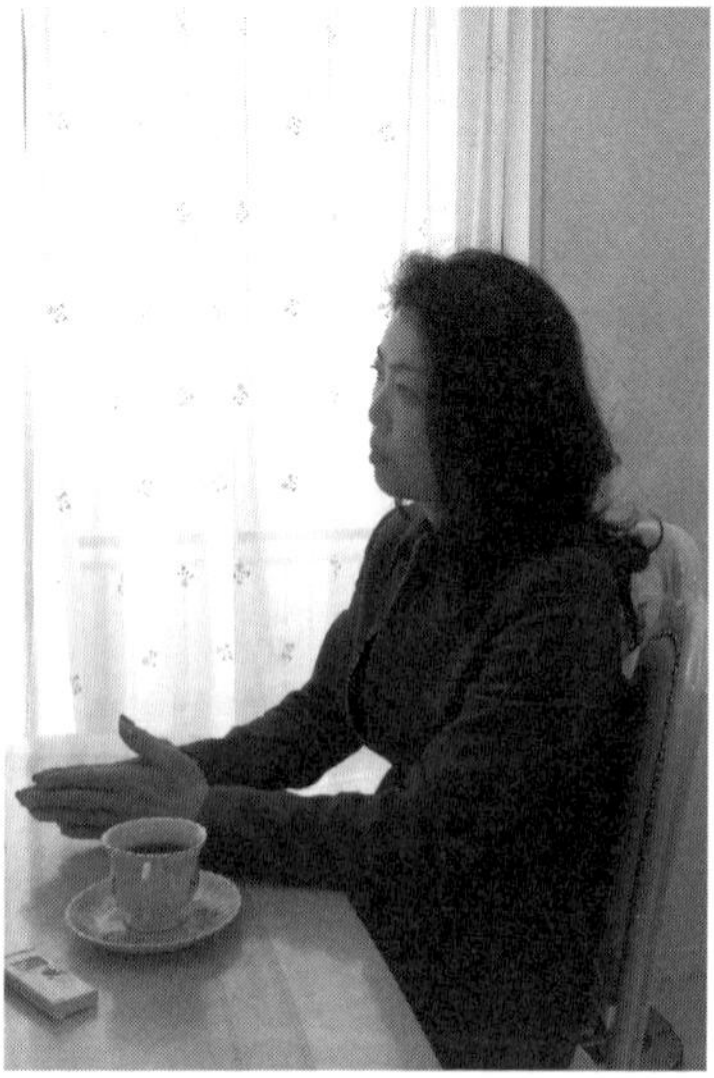

藤原　そこで何を選択するかは保護者の価値観や考え方によって決まります。そうすると、保護者の意識が変わってきたということになりますか？

小松　私がこの仕事を始めた25～26年前には、いまのデイサービスなどの子どもの事業所は少なく、多くの方は医療機関を受診し、市町の通園施設に通っておられました。そこでは治療や訓練を受けるのはもちろんなのだけれど、養育者が専門家に話を聞いてもらったり、あるいは親が子どもから手を離す時間がほしいといったことなど、人びとが求めるものがいくつかあったと思うんです。それらがいまは細分化されていて、話を聞いてもらうとか子どもを預かってもらうというのは、ほかのサービスでも補えるようになった。

そうなると、私たちに求められるのは医療の質だとは思うのだけれど、「そもそも私たちに求められていたものは何だったのだろう」と、改めて考えてみる必要があるんじゃないかと思

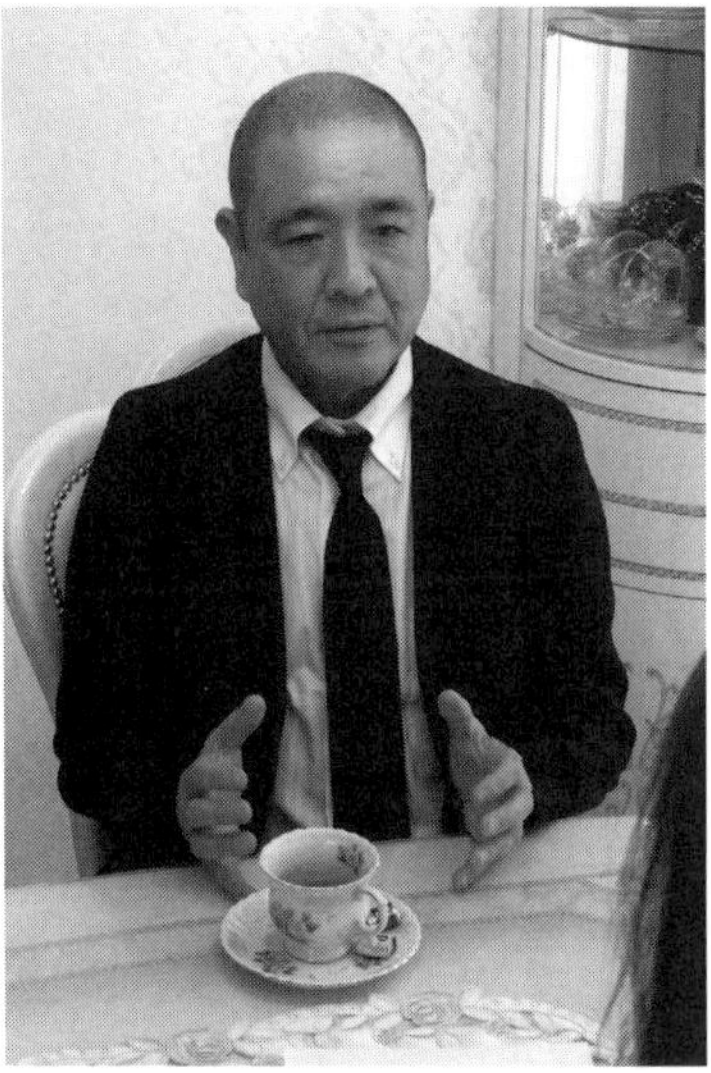

うんですね。医療で大事なことは、常に科学と歩むことなんです。だから、「早く、確実、簡単に」という医療の三原則は意識しておく必要があります。

ここは誤解されたくないのですが、「早く」はできるだけコストがかからないようにということで、そこでは「確実」つまり正確さが必要です。より「簡単」にするということは、「誰がやっても同じような結果になる」という意味での「科学性」でなければいけない。あるいはそこをめざすのが医療である、という意味です。

しかし、結果的に「長くみる」ことが多くなってしまうのだけれど、病院はずっと通うところではなくて、「治療によって改善していく」場所にならないといけないと、個人的には思っています。

藤原　いまは、包括的に地域で支えることが主流になってきていて、医療だけでなく、福祉や行政、民間サービスが「その後」をフォローしたり、あるいは同時進行でフォローしたりするようにはなってきて、そういう環境になってきたことが、保護者の意識を変えてきたのでしょうね。
とはいえ、現状では医療機関でフォローしてくれるところは数が少ないです。診断できる小児科の数は増えているので受診しやすくはなりましたが、実際に診断してもらったあとにそこで何ができるかというと、多くの場合、「様子を見ましょう、半年に一回くらいきてください」といわれることが多いと思います。

小松先生がいつもおっしゃるように、ＯＴ（作業療法士）の方もいろいろで、介護系のＯＴの数は多いのですが、子どもをしっかり見ることができるＯＴは少ないですし、アンテナの高い保護者でなくては、そういう人を見つけてフォローしてもらうことは困難です。いい療育を受けられる人は本当にラッキーで、保護者たちはとても困っています。

私もよく相談を受けますが、「狭き門」なので紹介したくてもできないことが多いです。特に、関東エリアと違い、ここ（東海地域）の環境はあまりよいとはいえないと感じています。

小松

確かに地域格差はありますね。ある地域ではＯＴが主体となって、臨床心理士や言語聴覚士の人たちとチームを組んでやっていたりします。医療であれば、チーム医療というのをやっているので、「じゃあ、この子にはこれが合うよね」という医師の指示で動くことができるのですが、そうじゃないところでは、誰がイニシアチブをとるかでずいぶん内容が変わってきます。福祉が主体だと、どのサービスを使うかはコーディネーターの力量に左右されるし、その人が「こういう先生を知っています」というように、コネとか人的関係が優先されてしまいますからね。

藤原 皆さんが頼りにするインターネットでは、医療機関は「うちにはこういういい先生がいます」と、いわゆる「宣伝」ができません。結局「口コミ」ということになり、そこには私見も入りますし、人間関係のつながりもあるので、本当にいい場所を見つけることはかなり難しいという印象があります。そうした現状や、発達障害に対する明るい見通しのようなものが見えないということもあり、一番身近な養育者が病んでしまうというケースも少なくありません。

価値観に左右される発達障害

小松 現在私たちが関わっている発達障害は、「行動」「学習」「コミュニケーション」の3つが主体です。これらはいずれも「生き方の価値」あるいは「どのような生活スタイル」を選択するかに左右されるものです。たとえば、誰もがペラペラと元気よくしゃべってみんなと仲良くしなければならないわけではない、という選択肢もあるわけです。私などは人が苦手なので、できればそっとしておいてもらいたいと願っているし、生き方を強要してほしくないと思ったりします。

行動も自分の趣味嗜好で決める部分があるし、学習もやるやらないは個人の自由じゃないですか。そうした価値観によって左右されるものを扱っているので、何をもって完治とするのか、簡単には決められない部分があります。

ほかの病気なら、疾患の状態を見ればある程度わかるし、それに対するエビデンスもあるし薬もある。だから、整理整頓は比較的しやすいと思うんです。でも、私たちが関わっている子どもたちが対峙している課題は、そういうものではない。ある程度のところで、「これでOK」と思う人もいれば、「もうちょっと何とかしたい」という人もいて、そこが難しいところです。

納得できない人になると、「ここはやめて次」というふうになるのだけれど、藤原さんがいうように、うまくたどりつくことができなくて、あちこちの施設を転々とする「療育難民」のようになることもあります。

藤原　欠損のように見ればわかる障害もありますが、発達障害はその子の「属性」というか、その子を構成している一部なので、どこまでが性癖や個性で、どこからが発達障害なのか、その線引きがとても難しく、問題行動のように見えても、「うちの子は元気がいいだけです」と保護者が思えば、医療機関にもつなげられません。

現状では、医療機関に診断してもらうしかないわけですけれど、医療機関というのはお薬を出すところなので、その子に何が必要なのか、生活にどこまで介入するかということは、扶養者の在り方や考え方に左右されることになります。家庭ごとにかなりの「温度差」があります。

小松 そうした温度差も含めて、「まわりが変わってきた」というのはあるでしょうね。価値観ということでいえば、一部の特異的な能力を発揮する方と発達障害が同一視されたりとか。

藤原 ありますね。でも、現場ではそういうふうには見てないですよね。たとえば、記憶力だけが突出してよかったとしても、社会で生きていく上でのコミュニケーションに不安がある場合、現実的には難しいです。そういう能力を活かすことができる環境を整えることへの社会的な理解とか、実現するための裏方さんの存在が必要になりますよね。

小松 その辺が難しいところです。ちょっと話は変わりますが、私は「スペクトラム*」という考え方って、ある意味よかったんじゃないかなと思うんです。以前は「自閉症」とか「アスペルガー」とか分けていたのを、分けることをせず連続体として、いろいろな人を「スペクトラム」と呼ぶようになった。「分けなくてよかったんじゃないか」という意見もあります。

藤原 私が放課後等デイサービスを運営して感じるのは、法律では「障害別・年齢別・性別」で分けてはいけないということになっているのですが、果たしてそれがベターなのかなということです。療育で「社会性を伸ばそう」と考えたときに、その子の暮らしてきた背景や家庭環境等も含めたアプローチがなくては、なかなか身につかないと思うことが多いです。ですから個別に対応が必要だと思います。障害ということをひとくくりにし、たとえば学校という環境にすべてを求めるのは、いまの段階ではまだ難しいと思います。そういうケースをいくつも見てきました。

小松 インクルージョンでしたね。そうしたほうが、国としてはお金がかからないという算段があるみたいですけれど、ある人から聞いた話によると、縦割りになっているものをつなげようと思うと根底からシステムを作りなおす必要があるので、かえってお金がかかるみたいですよ。

*自閉症の特性を示す一群の発達障害を、重度から軽度まで、境界の曖昧な連続した一つの障害として捉える考え方。1980年代に英国の児童精神科医のローナ・ウィングが提唱した。

藤原　それはさておき、私は「全部一緒だといいな」といつもいっているんです。それには……一緒にするとなると、社会の理解が追いついていないように思いますが。

小松　ええ。理解も足りないし、それをまとめる人も必要です。

藤原　どちらも足りていない状況で、それを始めるというのは時期尚早ではないかと思うんですけれど。

小松　こういう話はもうずっと昔からされていて、それで現状できていないわけだから、たぶんずっとできないんじゃないかな。

藤原　えっ、そういう結論ですか。（笑）

小松　そういう結論だと身も蓋もなくなってしまうので（笑）、ちょっと夢を語るとすれば、いまの学校の仕組み自体を変えないとダメだと思うんです。少子化というのは、いいタイミングじゃないかと思うのだけれど。

アメリカで心理士をやって帰国してきた人と話をしたときに、いまの日本の学校の規模だと作業療法士の特性を活かすことは難しいというんです。1クラスに30人とか40人いて、そのクラスが3つも4つもあるような学校に作業療法士がひとりいたところで、何の役にも立たないだろうと。そうではなく、もっと小さな規模で一人ひとりをちゃんと見ることができるような環境になれば、OTだけじゃなく、心理士でも何でも意味が出てくるはずだと。そうなれば、インクルージョンにも対応できるようになると思います。

私はそこに、肢体不自由の子がいてもいいと思っているんです。いろいろな障害の子が混じっている。それが本当のインクルージョンじゃないかと。そうやって小さい頃から日常的に接する機会があれば、多くの子どもたちは何の抵抗感もなく一緒に大きくなっていくし、それが子どもの育ち方としては理想なんじゃないかと思っています。

そこで変に分けられてしまうと、「あ、なんか違う人がいる」という目で見てしまう。そうではなく、「あ、こういう人もいるんだな」ということが普通にわかる社会にしていくことができれば、「理科が得意な子」も「同じ移動手段がとれない子」も同じになる。どちらが優れているとかいないとか、そういう価値観で物事を見るのではなくて、それこそ「個性」として捉えるようになるんじゃないかと思います。

藤原　子どもを育てるシステムがそうなっていれば、という話ですね。でも現実の学校は

小松 そうではありません。だから「難しいよね」という話で。

藤原 うん、だから夢なんだけれども、「難しい」というところからスタートするしかないですからね。

小松 本当に難しいことだと思います。現場でも難しいとわかっていて、そこで止まっている。保護者たちにもそれぞれ理想があります。発達障害と診断されるということは、30人のクラスで先生がひとりいて、そこでの集団生活が難しいですよということなのですが、保護者たちは、「もしかしたらコミュニケーション能力が伸びるかもしれない」と思い、普通学級に子どもを入れるケースが多いです。

しかし、実際問題として、コミュニケーション能力に難がある子を普通学級に入れて伸びるのかというと、きちんとアセスメントができる大人でもかなり難しいことなので、それを子どもたち同士に求めるのは酷なんじゃないかしら。

誰と出会ったかが人生観につながる

小松 そうですね。それでも私は「一緒がいい」と思う。というのは、人は「誰と出会ったか」ということがとても大切で、それがその人の人生観や価値観をつくっていくと考えているからなんです。

小学生のとき、同じ学校の特殊学級、いまでいう支援級に自閉の子がいたんですよ。でも、その子はその子なので、私は違和感を少しも覚えない子どもでした。運動会のとき、その子が立っている旗を全部倒していくのだけれど、「あ、またやってる。しょうがないなあ。じゃあ立てておくか」とか、「倒されないように持っておこうかなあ」と思った。その一方で、「あいつ倒しやがって」と憎らしく思う子がいたかもしれない。でも、私はそういう気持ちには全然ならなかった。

そうした経験が、私の場合には「今」の仕事にも活かされていると思うし、自分の価値観にもなっている。その経験があったからこそ、余計にわかるのかなと思ったりもする。だから、みんな一緒になっている状況がいいと思うんです。

映画の「スターウォーズ」とか手塚治虫の世界もそうじゃないですか。ロボットと人間、動物と人間が同じように歩いたり話をしたりしているでしょう。手塚治虫であれば「ジャングル大帝」とか「火の鳥」なんかがそうですよね。そこで、人間がよくてR2D2がダメだとか、そういうことはないし、上も下もなければ「平等」ということすらなく、ただそこに当たり前のように一緒にいる。それが本当の意味でのスペクトラムなんじゃないかなと思う。

藤原 最初の話に戻ると、「変わってきた」というのは、結局、社会や私たちが分けてしまった結果なのかもしれないですね。分けてしまったことで、そうしたことを体感する機会を奪ってしまったのかもしれません。

生産性ばかり追い求める資本主義社会の弊害かもしれないですよね。数字のように目に見える価値にだけ重点が置かれていると、この子たちは手も時間もかかり、費用対効果だと全然測れないところが確かにあります。しかし、実際に接してみると、「あ、こんなものの見方があった」とか、「これはこうなっていたらもっと使い勝手がよくなる」とか、さまざまなものの見方があることを知らされます。「人間的な成長」というか、そうした見えない価値をもっとクローズアップできるような社会になっていくといいなと思います。

小松 そのときに、「この子たちに何かを教えてもらっている」というような見方をしてしまうと、本人や当事者はいい気持ちがしないでしょ。私が「一緒のほうがいい」といっているのは、そういう意味なんです。

藤原　なるほど。当事者からの見方というのも、社会の価値観が変わらないとなかなか変わらないかもしれないですね。

小松　それも昔から普遍的にある話なんだけどね。

大人化する子ども、子ども化する大人

藤原　小松先生から見て、子どもたち自身に変化はありますか？

小松　まわりは変わったと思うけれど、子どもたち自体は変わっていないと思います。運動ができないとか、学力が低下しているとかいわれるけど、そういうことを別にすれば、子どもたちの本質は変わっていないんじゃないかな。

　まわりが変わったという意味でひとつ例をあげるなら、いまは大人も子どもも同じ「モノ」を持っていますよね。それで価値観が同じようになってきた面はあると思う。その結果、大人みたいな子どもと、子どもみたいな大人が増えてきて――増えたというか、はっきりと見えるようになりましたよね。同じ価値観で続いている「スペクトラム」になっている。

そういう意味では、「モノの文化」が人を変えている側面はあると思います。もっと極端なことをいうと、大人が子どもの「楽しみを奪っている」と私は思う。コンピュータって、頭を補うためのものですよね。そのために大人が使っているものを、子どもに与えてしまうと、彼らは考えることをしなくなると思うんです。子どもたちは考えることを学びながら育っていくところなのに、そういうものを与えることがいいとは、私には思えないんですね。

藤原　子どもたちと接していると、私たちが考えつかないようなことを考えつくんだなって感じますけど。

小松　発想力は子どものほうが持っているのだから、それが普通です。そこで発想を実現するツールを持ったことで、大人は「すごいなぁ」と思わされることが増えたのかもしれない。でも逆だと思うんです。大人と違って子どもの発想には制限がないし、ツールを持ったことで、頭の中のことをすぐに取り出して見せるようになっているだけで。でも、本来はもっと深い考察とか脳内でシミュレーションしたりとか、そういう知的活動があってもいいところなのに、便利に簡単に取り出せるようになっているんじゃないかと。

藤原　そのことに関係があるかもしれませんが、子どもが「ヒト」のほうではなく、「モノ」のほうへ向いている気がしませんか。うちの事業所の子どもたちを見ていても、「ヒト」のほうへ気が向いていないなと感じることがあります。

小松　大人がそうなっているからでしょうね。発達障害があるとかないとかに関係なく、ヒト全体が変わってきている。分子と分母が変わったという話なんですね。大人と子どもの境目がなくなってきているように、いろいろなところでスペクトラムが起きている。生活に障害があれば生活障害だけれど、障害だと思わなければ生活障害にはならない。どこまでがそうで、どこまでがそうじゃないのか、治すものなのか治さなくていいものなのか、個性なのか性格なのか……そういう議論に向かっていくような気がします。

私たちにできることは一体何か？

藤原　難しいとは思いますが、私たちが子どもたちのためにできることは何だと思われますか？

小松　それは、いいモデルをつくってそれを世の中に発信していくことでしょう。

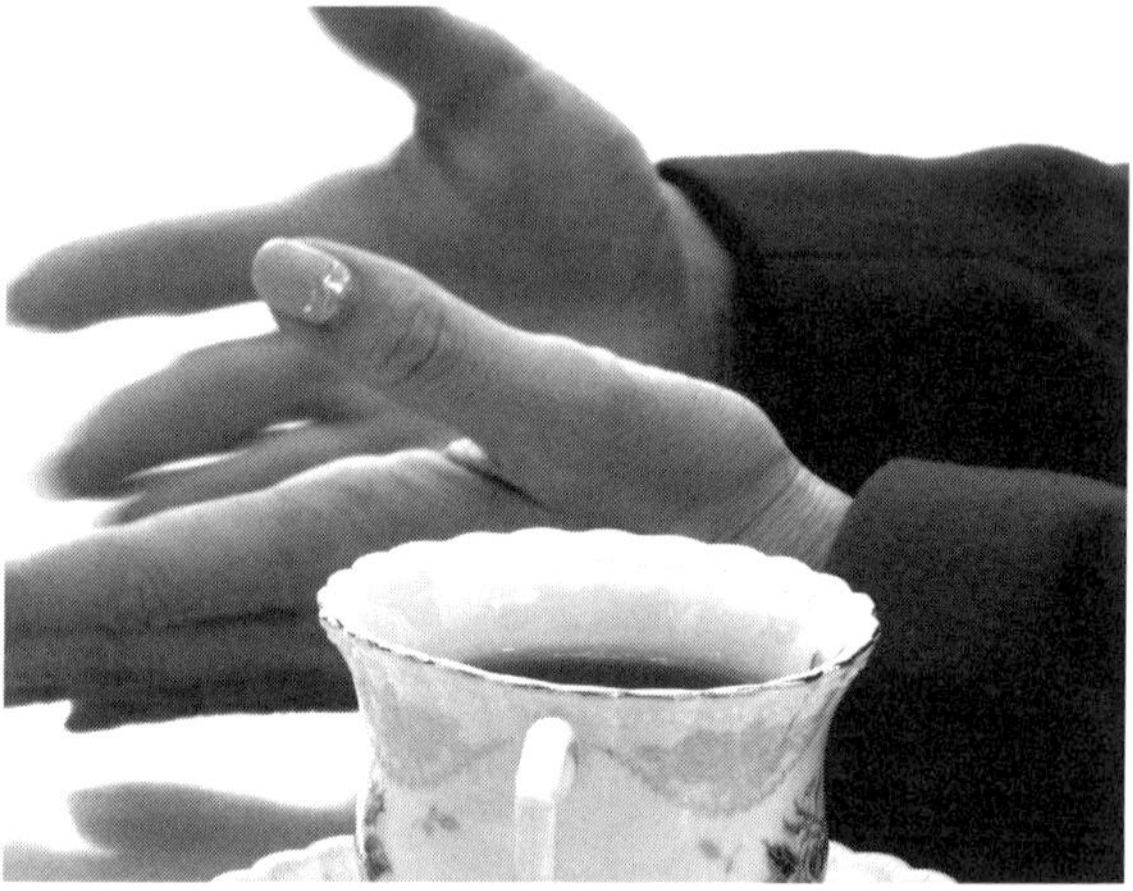

「私たちが子どもたちのために
　　　　　　できることって何でしょうね」

「それは、いいモデルをつくって
　　　　　それを世の中に発信していくことでしょう」

藤原　小松先生が考えるいいモデルとは？

小松　それはわからない。わからないのだけれど、「○○療法」や「○○セラピィ」ではなくて、「この仕組みで何歳まで子どもを追っかけていくと〝こんないいこと〟があって幸せだったね」と思えるようなことなんじゃないかな。

藤原　その幸せにも個人差がありますよね。

小松　たとえば、「A君はこういうサービスがいいね」「B君はこう」「C君ならこう」と、いろいろな人が見て「妥当かな」と思えるような仕組みでしょうか。

藤原　実際に私たちが考える理想と、保護者が求める理想が違うことがあります。私もある程度子どもたちを見てきたので、「この子は支援を受ける福祉枠がいいな」ということが大体わかるつもりですけど、実際には、保護者が違うものを求めているということがあります。たとえば学校でいい成績をとってほしいとか……。

小松　結論を早く求めすぎるところもありますね。たとえば、「理科が得意」だからといって、小学校のときに「理系にしましょう」という話はしませんよね。中学校でもしない。するのは高校生のときでしょ。そういうふうに、ゆっくりとわかっていくものなんです。それなのに、「お子さんの障害はこうです」と早い段階で決めようとする。最近そういう傾向が強いと思います。まだ3歳なのに「将来就職するときに必要だから、座る練習をしましょう」とか。

藤原　確かに、障害の子って将来を決められるのが早いです。小学校に入るときには、「中学校を卒業したら作業所に入りましょう」とかいわれる。でも、親のほうはピンときていませんよね。

小松　こないですね。

藤原　でも、それがいまの福祉サービスでもある。私も違和感を覚えるところなのですが……。

小松　こういう話をするとね、必ず「じゃあ、どうしてくれるんですか?」っていわれるんです。

藤原　先生、どうしてくれるんですか!?（笑）

小松　障害があってもなくても、赤ちゃんで産まれた段階では、将来どうなるかなんて誰にもわからない。それなのに、社会に出るまでの「準備の時間」がどんどん早まっています。早いうえに狭まっている。かといって、社会に出る段階で、その先の「何か」がちゃんと備わっていないと、そうそうゆっくりもしていられないというのも理解できます。だから、「0歳から20歳くらいまでゆっくり終える」という仕組みがあるといいなと思うんです。

実際、そういう仕組みができている町もあります。早い段階で病院の「カルテ」のようなものができて、その情報を関係者が共有することで、子どもの成長に合わせて対応していく。成人して就労するところまで見ましょう、という仕組みです。

学校は「小・中・高」と分かれているから、それぞれの段階でまた「ゼロからやり直し」みたいになってしまうのだけれど、そこでも一貫して見ていくことになっています。また、18歳で卒業すると、成人する20歳までの2年間という時間が結構な落とし穴になっていて、そこで引きこもったりドロップアウトしてしまったりすることが少なくないのですが、その2年間もちゃんと見ますよというふうになっています。多くの行政が参考にしてほしい取り組みです。

藤原　就労移行支援*もありますけど、続けられない人も多く、結局家族のところへ戻って引きこもってしまう例も少なくないですね。そこまでずっとフォローしてくれるというのは当事者としては嬉しいです。

ところで、発達障害の女性の支援については、どんなふうに捉えていらっしゃいま

*障害者総合支援法に定められた就労支援事業のひとつで、就職を希望する18歳以上65歳未満の障害者が、知識や技能の習得、求職などの必要な支援を2年間受けることができる。

すか？

小松　私は、個別セラピィを医療現場で行っているけれど、そこでは「男性だから、女性だから」という見方をしたことがほとんどないんです。基本的な姿勢として、「人であるところから人をみる」ということを心がけています。自分自身を男性の専門家というふうに意識したこともあまりありません。

それに、未就学児童や小学校低学年くらいの子どもたちを見ることがほとんどだし、そういう意味では、藤原さんの事業所の活動とはちょっと重ならない部分があるかもしれないですね。

とはいえ、子どもは刻々と成長し発達していきます。特に女性の場合は女性特有の心と体の発達があるので、ルーチェのような支援は絶対に必要だと思っています。

最後に言っておきたいのは、大人や子ども、女性や男性といった性別、年代、立場によって人はいろいろだけれど、それはそれで「個性」ということでいいんじゃないかということです。

近年、たとえ診断名がつかなくても、集団のなかで不都合な生きにくさを呈している子どもに対して支援を行うことが増えています。それはいいことだと思っています。でも、そこで忘れてはいけないのは、「障害があるから」という前提ではなく、「子どもは〝発達する存在〟」だということを忘れないことです。ひとりの同じ人間であり、「障害児」ではなく「子どもに障害がある」と考えることが大事だと思う。子どもというのは「かけがえのない存在」だということを、常に忘れないようにしておきたいですね。

藤原　そうですね、私たちの仕事ではもちろんのことですが、社会もそうなっていってほしいと思います。先生、今日はどうもありがとうございました。

2018年1月23日　ルーチェにて

おしまいに

この本は、今まで私が専門家の先生方から教えていただいたことや講習会や勉強会等で学んだことに加え、現場での実際の声、また目の前の子どもたちや親たちをサポートしてきた経験から感じたことなどをもとに書いたものです。

多くの保護者や支援者と接してきて、発達障害について間違った認識を持たれている方がまだまだとても多いと感じ、少しでも正しい理解が広がってほしいと思い、この本を書くことにしました。

私は以前、フィットネスのインストラクターをしていました。姿勢保持が難しく、動くことが苦手という発達障害の子たちのために運動指導を頼まれ、そのことをきっかけにこの世界に関心を持つようになりました。さらに、発達障害の女の子たちが社会に出てからさまざまな問題に直面し、それらがとても深刻だということを、保護者の皆さんから話を聞いて初めて知りました。

軽度といわれている子たちが福祉の手から漏れてしまうこと、社会に出たらサポートがほとんどないこと、性の問題は「本人の意思」で片づけられてしまうことなども知り、驚きを隠せませんでした。

それなのに、保護者たちは目の前の課題——学校の勉強をどうやってこなしたらよいかということに精一杯で、将来的な問題には目を向けられずにいるのです。ある刺殺事件の被害者は、私が知っている事業所に通っていたことがある子でした。行方がわからなくなっていたそうです。しかし、報道では障害があることは報じられませんでした。

発達障害の子が、社会的弱者になることが多いのは事実です。犯罪加害者の場合には、ネットなどで「発達障害なんじゃないか？」と噂されることもあります。しかし、被害者のことは噂されたり注目されたりすることがあまりありません。

「今の日本の法律では、成人後に彼女たちを守るには〝監視〟するしかない」と、ある先生が話していました。その監視は誰がするのでしょう。現在は「家族」しかいません。その負担は彼らに大きくのしかかってきます。

法律も社会のシステムも万能ではありません。であれば、女の子たちは自分の身を自分で守るしかありません。そういう意味で、性教育は学校の勉強よりも大切といっていいかもしれません。

私は、彼女たちが保護者と一緒に受講できるシステムを構築し、少しでも被害者を減らすための教育の機会を作りたいと思っています。それと同時に、支援者や地域コミュニティなどを増やしていくことが不可欠だと考えています。当事者とその家族が安心して健やかな生活を送るための法改正、家族が安心して子どもを残していける社会の実現を願ってサポートを続けていくつもりです。

私が願うのは、将来この本に書いてあるいろいろなアドバイスなど「必要としない社会」が実現することです。発達障害の問題は、今はまだ科学や医療の面でさえ解明されていないことが多いというのが実情で、法の規制や人権問題などの面でも多くの課題を抱えたままです。それらの課題に社会全体で取り組み、変えていく必要がある、本書がその一助となってくれることを心から願っています。

さて、巻末の対談でご協力いただいた小松則登先生は、発達専門の作業療法士（ＯＴ）として、長年にわたり子どもたちの世界を広げる仕事に携わってきた専門家です。感覚統合基礎講座でお世話になって以来、子どもたちをどう見ていけばよいか、子どもたちと真摯に向き合う方法、手入れの考え方など、さまざまなことを教えていただきました。本書でもその一端を読者の皆さんにお伝えしたいと思い、お忙しい中、先生に時間を割いていただくことができました。改めて感謝申し上げます。ありがとうございました。

最後に、起業当時から変わらず応援し、私に執筆を勧めてくださった株式会社リンクリンク代表の大津たまみさん、出版のきっかけを作ってくださった「なでしコンサル東海」の豊増さくらさん、「ＮＰＯ法人ビタショコ」の伊藤麻美さんに心より感謝を申し上げます。

２０１８年2月　藤原美保

放課後等デイサービス「Luce」（ルーチェ）の活動

ルーチェでは、現在はIQ部分が「軽度～中度」といわれる発達障害の診断を受けている女の子たちにレッスンを提供しています。彼女たちは成人以降、社会的支援を受けることが難しく、18歳を過ぎたら一般社会の中で生きていくことになります。それまでに必要なことを身につけるのが目的です。

レッスンの中では、性教育、SST（ソーシャルスキルトレーニング）、マナー教育と合わせて、バレエ、姿勢をよくするための運動プログラム、ヒップホップなども行っています。バレエやヒップホップを学ぶだけなら、普通のスポーツクラブや習いごとでも充分ですが、彼女たちにはさまざまな認知特性があるため、一般の生徒に混じって身につけることが難しいのです。一人ひとりの環境設定やルールづけをし、折れやすい心をどのように導いていくか。これらはシステマティックにできることではありません。

一人ひとりの発達認知レベルや感覚特性を観察しながら、レッスンに参加できるように導いています。レッスンを行う一番のかなめは、子どもたちを「レッスンを受けられる状態に持っていく」ことです。

現在は市外からもたくさんの女の子たちが通ってきています。定期的に行っている発表会やステージを成功させることで、自信や達成感を積み上げます。

彼女たちは思い通りにいかないことが多く、身体使いもそのひとつです。時間はかかりますが、くり返しトレーニングをすることで、身体を上手に使うことができるようになっていきます。そして、思春期を過ぎたあとも、動きがしっかりしてできることが増えるなど、身体機能の発達を見せてくれます。

彼女たちを見ていると、「環境」が与える影響の大きさや、「継続は力なり」という言葉の意味を私たちに感じさせてくれます。私たちにとっても、貴重な学習の場となっています。

◎より詳しい情報を知りたい方は、ルーチェのホームページをご参照ください。　http://www.splendore12.com/

【参考文献】

『発達OTが考える 子どもセラピィの思考プロセス』（小西紀一監修、小松則登編集　メディカルビュー社）

『感覚統合Q&A』（土田玲子監修、石井孝弘・岡本武己編集　協同医書出版社）

『感覚統合とその実践』（Anita C.Bundy,Shelly J.Lane,Elizabeth A.Murray 編著、土田玲子・小西紀一監訳、岩永竜一郎ほか共訳　協同医書出版社）

『ふれあい』（Desmond Morris 著、石川弘義訳　平凡社ライブラリー）

『生活をゆたかにする性教育』（千住真理子著、伊藤修毅編　クリエイツかもがわ）

藤原美保（ふじわらみほ）

健康運動指導士、介護福祉士。株式会社スプレンドーレ代表。
エアロビクス、ピラティス、ヨガインストラクター等フィットネスのインストラクターとしてスポーツクラブ、スポーツセンターでクラスを担当。発達障害のお子さんの運動指導の担当をきっかけに、彼らの身体使いの不器用さを目のあたりにし、何か手助けができないかと、感覚統合やコーディネーショントレーニングを学ぶ。その後、親の会から姿勢矯正指導を依頼され、定期的にクラスを開催。周囲の助けを受け、放課後等デイサービス施設「ルーチェ」を愛知県名古屋市に立ち上げ現在に至る。

発達障害の女の子のお母さんが、
早めに知っておきたい「47のルール」

2018年3月25日　初版発行
2020年8月15日　第3刷発行

著　者　　藤原美保

発行者　　小林真弓
発行所　　株式会社 エッセンシャル出版社
〒103-0001 東京都中央区日本橋小伝馬町7-10
ウインド小伝馬町Ⅱビル6階
Tel 03-3527-3735　Fax 03-3527-3736
URL https://www.essential-p.com/
印刷・製本　シナノ印刷株式会社

ISBN978-4-907838-89-8　C0047
＊定価はカバーに表示してあります。
＊落丁・乱丁などがありましたら、弊社送料負担の上、お取替えいたします。